国家卫生健康委员会"十三五"规划教材

高等卫生职业教育应用技能型规划教材

供护理、助产专业用

中医护理

第 2 版

主　审　赵立新

主　编　屈玉明　才晓茹

人民卫生出版社

·北京·

图书在版编目（CIP）数据

中医护理 / 屈玉明，才晓茹主编 . —2 版 . —北京：
人民卫生出版社，2020.8（2024.7 重印）

ISBN 978-7-117-30224-1

Ⅰ. ①中… Ⅱ. ①屈…②才… Ⅲ. ①中医学 —护理
学 —医学院校 —教材 Ⅳ. ①R248

中国版本图书馆 CIP 数据核字（2020）第 131709 号

人卫智网	www.ipmph.com	医学教育、学术、考试、健康，
		购书智慧智能综合服务平台
人卫官网	www.pmph.com	人卫官方资讯发布平台

中 医 护 理
Zhongyi Huli
第 2 版

主　　编：屈玉明　才晓茹

出版发行：人民卫生出版社（中继线 010-59780011）

地　　址：北京市朝阳区潘家园南里 19 号

邮　　编：100021

E - mail：pmph @ pmph.com

购书热线：010-59787592　010-59787584　010-65264830

印　　刷：三河市潮河印业有限公司

经　　销：新华书店

开　　本：850×1168　1/16　印张：12

字　　数：314 千字

版　　次：2016 年 8 月第 1 版　　2020 年 8 月第 2 版

印　　次：2024 年 7 月第 8 次印刷

标准书号：ISBN 978-7-117-30224-1

定　　价：37.00 元

打击盗版举报电话：010-59787491　E-mail：WQ @ pmph.com

质量问题联系电话：010-59787234　E-mail：zhiliang @ pmph.com

编者名单

主　审　赵立新

主　编　屈玉明　才晓茹

副主编　张开礼　计仁军　吴文华　孙洪波　丁　放

编　者（以姓氏笔画为序）

丁　放（四川中医药高等专科学校）

才晓茹（沧州医学高等专科学校）

王　欣（沧州医学高等专科学校）

王　惠（菏泽家政职业学院）

王彩霞（甘肃卫生职业学院）

计仁军（黑龙江农垦职业学院）

孙洪波（黑龙江护理高等专科学校）

吴　娟（萍乡卫生职业学院）

吴文华（廊坊卫生职业学院）

张　琪（乐山职业技术学院）

张开礼（武威职业学院）

苗　冲（甘肃医学院）

屈玉明（山西卫生健康职业学院）

徐　凌（皖北卫生职业学院）

徐智广（沧州医学高等专科学校）

郭彬兵（赣南卫生健康职业学院）

曹　茜（滁州城市职业学院）

董　红（兴安职业技术学院）

戴奕爽（重庆医药高等专科学校）

数字内容编者名单

主　审　赵立新

主　编　屈玉明　才晓茹

副主编　王　欣　徐智广

编　者　(以姓氏笔画为序)

丁　放 (四川中医药高等专科学校)

才晓茹 (沧州医学高等专科学校)

王　欣 (沧州医学高等专科学校)

王　惠 (菏泽家政职业学院)

王芳玲 (沧州医学高等专科学校)

王彩霞 (甘肃卫生职业学院)

计仁军 (黑龙江农垦职业学院)

刘丁丁 (沧州医学高等专科学校)

孙洪波 (黑龙江护理高等专科学校)

吴　娟 (萍乡卫生职业学院)

吴文华 (廊坊卫生职业学院)

张　琪 (乐山职业技术学院)

张开礼 (武威职业学院)

苗　冲 (甘肃医学院)

岳　雁 (沧州医学高等专科学校)

屈玉明 (山西卫生健康职业学院)

徐　凌 (皖北卫生职业学院)

徐　鹏 (沧州医学高等专科学校)

徐智广 (沧州医学高等专科学校)

郭彬兵 (赣南卫生健康职业学院)

曹　茜 (滁州城市职业学院)

董　红 (兴安职业技术学院)

戴奕爽 (重庆医药高等专科学校)

修订说明

2017年国务院办公厅印发《关于深化医教协同进一步推进医学教育改革与发展的意见》(以下简称《意见》),对医学教育的改革与发展提出了新要求,也为卫生职业教育改革指明了方向。为进一步落实《意见》精神,2018年,在新一届高等卫生职业教育应用技能型规划教材评审委员会全程指导和参与下,人民卫生出版社启动了第二轮高等卫生职业教育应用技能型规划教材修订工作。

2019年1月,国务院印发了《国家职业教育改革实施方案》(以下简称《实施方案》),指出:"建设一大批校企'双元'合作开发的国家规划教材,倡导使用新型活页式、工作手册式教材并配套开发信息化资源","专业教材随信息技术发展和产业升级情况及时动态更新",为教材体系建设与改革进一步指明了科学方向。

新一轮应用技能型规划教材修订紧密对接新时代健康中国高质量卫生人才培养需求,依据最新版《高等职业学校护理专业教学标准》,坚持立德树人,继续着力体现"以服务为宗旨,以就业为导向,以能力为本位"的人才培养模式,强调应用技能型人才成长规律,在教材编写和资源建设两个方面全面推进。尤其是教学资源,以原有成果为基础,突出新思路、新技术、新形式,体现新内涵、新资源、新变化。本轮修订基本原则:

1. 适应人才培养需求 教材修订按照《实施方案》中"从2019年开始,在职业院校、应用型本科高校启动'学历证书 + 若干职业技能等级证书'制度试点(以下称1+X证书制度试点)工作"的要求,着重夯实"1"所代表的卫生职业院校教育教学基本要求,同时兼顾"X"所代表的卫生与健康行业需求及职业能力体现。尝试卫生职业教育与卫生行业能力需求同向同行,适应卫生职业教育人才培养需求,贯彻"思维与技能并重,医学与人文融通,学习与服务互动"的卫生职业教育改革理念,将医德养成、医学人文教育融入专业教育。

2. 服务专业发展 突出新时代育人导向,体现"敬佑生命、救死扶伤、甘于奉献、大爱无疆"的卫生与健康工作者精神。强化护理、助产专业特色,重视整体护理观,贯穿"以人的健康为中心"的优质护理理念,应用护理程序工作方法,提高学生的整体职业素养。

3. 强化"医教协同、产教融合" 校企"双元"编写,临床一线专家参与教材编写。注重学生临床思维能力训练,注重与职业岗位需求对接,将临床实践融入教材与教学资源。

4. 继续"融合"创新 融合需求、融合情感、融合标准、融合准入、融合资源,在封面设置开放式二维码——"主编说"。通过AR、视频、动画等形式,进一步增强纸数资源的适用性与协同性,打造具有新时代内涵的高等卫生职业教育融合教材。

第二轮高等卫生职业教育应用技能型规划教材共48种,将于2020年3月前陆续出版,供各卫生职业院校选用。

教材目录

序号	申报教材	专业	主编
1	人体解剖学与组织胚胎学(第2版)	供护理、助产、临床医学等相关专业用	任 晖 乔跃兵
2	正常人体结构(第2版)	供护理、助产专业用	夏广军 陈地龙
3	正常人体功能(第2版)	供护理、助产专业用	彭 波 杨宏静
4	生物化学(第2版)	供护理、助产、临床医学等相关专业用	张又良 刘 军
5	生理学(第2版)	供护理、助产、临床医学等相关专业用	杨桂染 周晓隆
6	病原生物与免疫学(第2版)	供护理、助产、临床医学等相关专业用	曹德明 吴秀珍
7	病理学与病理生理学(第2版)	供护理、助产、临床医学等相关专业用	张军荣 李 夏
8	疾病学基础	供护理、助产等相关专业用	夏广军 吴义春
9	药理学(第2版)	供临床医学、护理、助产等相关专业用	孙宏丽 田卫东
10	护理药理学(第2版)	供护理、助产专业用	黄 刚 刘 丹
11	健康评估(第2版)	供护理、助产专业用	杨 颖 高井全
12	护理学基础(第2版)	供护理、助产专业用	程玉莲 赵国琴
13	护理学导论(第2版)	供护理、助产专业用	张琳琳 王慧玲
14	基础护理技术(第2版)	供护理、助产专业用	周春美 陈焕芬
15	内科护理(第2版)	供护理、助产专业用	马秀芬 王 婧
16	外科护理(第2版)	供护理、助产专业用	郭书芹 王叙德
17	妇产科护理(第2版)	供护理、助产专业用	李淑文 王丽君
18	儿科护理(第2版)	供护理、助产专业用	张玉兰 卢敏芳
19	母婴护理	供护理、助产专业用	单伟颖 蒋 莉
20	儿童护理	供护理、助产专业用	罗玉琳 熊杰平
21	成人护理(上册)	供护理、助产专业用	黄永平 王荣俊
22	成人护理(下册)	供护理、助产专业用	王荣俊 周俊杰

序号	申报教材	专业	主编	
23	老年护理(第2版)	供护理、助产专业用	刘梦婕	
24	急危重症护理(第2版)	供护理、助产专业用	狄树亭	万紫旭
25	眼耳鼻咽喉口腔科护理(第2版)	供护理、助产专业用	桂 平	张爱芳
26	中医护理(第2版)	供护理、助产专业用	屈玉明	才晓茹
27	精神科护理(第2版)	供护理、助产专业用	高健群	马文华
28	社区护理(第2版)	供护理、助产专业用	姜新峰	王秀清
29	营养与膳食(第2版)	供护理、助产专业用	林 杰	唐晓武
30	传染病护理(第2版)	供护理、助产专业用	孙美兰	
31	遗传与优生	供助产专业用	王洪波	王敬红
32	助产学	供助产专业用	郭艳春	王玉蓉
33	妇科护理	供助产专业用	杨淑臻	郭雅静
34	母婴保健	供助产专业用	王黎英	
35	护理管理(第2版)	供护理、助产专业用	周更苏	周建军
36	护理礼仪与美学(第2版)	供护理、助产专业用	袁慧玲	蔡季秋
37	护理心理学基础(第2版)	供护理、助产专业用	孙 萍	崔秀娟
38	护理伦理学基础(第2版)	供护理、助产专业用	杨金奎	杨云山
39	护理技能综合实训(第2版)	供护理、助产专业用	卢玉彬	臧谋红
40	医护英语	供高等卫生职业教育各专业用	秦博文	刘清泉
41	医用化学(第2版)	供高等卫生职业教育各专业用	段卫东	陈 霞
42	医学生应用文写作(第2版)	供高等卫生职业教育各专业用	冉隆平	舒 洁
43	计算机应用基础(第2版)	供高等卫生职业教育各专业用	敬国东	王 博
44	卫生法律法规(第2版)	供高等卫生职业教育各专业用	苏碧芳	陈兰云
45	体育与健康(第2版)	供高等卫生职业教育各专业用	李连芝	郭章杰
46	大学生心理健康(第2版)	供高等卫生职业教育各专业用	王江红	
47	人际沟通(第2版)	供护理、助产专业用	韩景新	
48	职业生涯规划与就业指导(第2版)	供高等卫生职业教育各专业用	周武兵	施向阳

前　言

本书是高等卫生职业教育护理、助产专业教材，继续上一版注重贯彻"加快发展现代职业教育"精神，以适应我国现代职业教育对高素质技术技能型人才培养的需求，力求推动高等卫生职业教育进一步发展。

本版教材编写中，我们延续了上一版教材的亮点：一是重视与护士执业资格考试接轨，突出考点；二是以就业为导向，立足实际工作岗位，优化整合内容。同时，采纳了更多院校的使用意见和建议，在对多家医院中医护理岗位能力要求和工作任务进行更加深入的调研后，此版教材对临床护理必备的中医护理知识和技能进行了梳理、归纳、整合，努力实现教学和临床的有效对接。

教材遵循"必需，够用"原则，打破了"先理论，后实践"的编写常规，将中医特色护理技能，如艾灸、推拿、中药外用等放在教材开篇，全面系统地总结了临床常用中医护理操作规范，其中部分章节根据临床实践进行了压缩或调整。全书分上、下两篇。上篇重点介绍中医护理的基本技能，包括灸法、推拿、中药等特色护理技术及其理论基础，其中，将原版本的第三章第五、八、九、十节合并为"中药熏洗类治法"，将第六、七、十一节合并为"中药皮肤涂敷类治法"；下篇对中医护理的基本理论，包括中医基本理论、辨证施护、中药应用、护理诊法及护治原则等进行了详细阐述，其中，将第十二章第六节融入了第十一章，并设置了"常用中成药"和"用药护理"两节。此外，由于毫针刺法目前尚未在临床护理工作中开展，本教材暂未介绍其相关内容。

在教学资源的组织上，本教材加入了丰富的数字内容，用以引领学习思路，破解重点、难点，促进理论知识与临床实践的紧密结合，同时增强了教材的实用性和趣味性。通过数字内容，还可以引导学生构建学习思路，梳理重点、难点，为学生今后的拓展学习提供线索和方向。

感谢高等卫生职业教育应用技能型规划教材评审委员会及各参编院校对教材编写的大力支持。

全体参编人员为教材的顺利出版付出了艰苦的劳动，但因时间紧迫、学识所限，书中或存疏漏，恳请广大师生和读者提出宝贵意见，以便修订。

教学大纲
（参考）

屈玉明　才晓茹

2020 年 5 月

目 录

上篇　中医护理的基本技能

下篇　中医护理的基本理论

绪 论

 学习目标

1. 掌握中医护理学的基本特点。
2. 熟悉中西医结合护理理念。
3. 了解中医护理学的发展历史。
4. 学会运用整体观念和辨证施护理念指导护理实践。
5. 具有深厚的爱国情感,坚定的文化自信,强烈的民族自豪感和崇德向善、热爱生命的情怀。

中医药学是我国劳动人民长期同疾病斗争的经验总结,也是中华民族璀璨文明史中的瑰宝,为中华民族的繁衍和发展做出了巨大贡献。中医护理学是中医药学的重要组成部分,是以中医基础理论为指导,倡导天人合一的整体观念,主张灵活运用预防、保健、康复和医疗等方法对疾病进行辨证施护,将传统护理方法与现代医学、护理学相结合,逐渐发展成为一门独立的学科。

> **考点提示:** 中医护理学的概念

一、中医护理学发展简史

(一)远古至春秋时期

远古时期,人类为了生存,需要不断在恶劣的环境下应对诸多疾病和意外伤害。在长期的生产与生活实践中,人们发现身体的不适可以通过按压揉捏等手法得以缓解,或用草茎、树叶等进行涂裹包扎后疼痛减轻或消失,并逐渐了解推拿按摩等治疗方式和许多动植物的药用价值。随着劳动工具及火的使用,人们学会了打造医用砭石,由此促生了灸法和热熨法。原始人类的这些出于生存本能而发现的自我保护技能,后来被人们有目的地用于实践,可以说是中医护理学的最初雏形。

进入奴隶社会以后,预防保健的方法有了很大发展。周代已出现"食医""疡医"等医学分科,并有了饮食、环境和情志等方面护理方法的记载。

(二)战国至东汉时期

战国至东汉时期,多部具有深远意义的医学典籍相继问世,其中也不乏对中医护理学的阐述。

> **考点提示:** 中医护理学奠基于哪部著作

《黄帝内经》的出现奠定了中医护理学的基础。书中重视疾病的防护,论述了饮食、起居、情志、心理、用药等多方面的护理内容，以及针灸、推拿、导引、热熨等实用护理技术。

东汉张仲景所著的《伤寒杂病论》，提出了辨证论治的医学体系，开创了辨证施护的先河，书中记载了许多新的中医护理方法，如药物灌肠法、坐浴法、灌耳法、熏洗法等护治一体疗法，同时将人工呼吸、体外心脏按摩等急救护理技术一并纳入，是世界上最早提及急诊复苏护理技术的著作。同时，书中对中药用药法及饮食护理禁忌原则也做了详细论述。

> **考点提示**：哪部著作开创了辨证施护的先河

东汉华佗发明了"五禽戏"，模仿虎、鹿、熊、猿、鸟五种动物的姿态动作，把养生、医护和体育锻炼创造性地融合在一起。

（三）魏晋至隋唐时期

魏晋南北朝是中医护理学，尤其是专科护理发展的重要时期。东晋葛洪的《肘后备急方》，集中医各科之大成，涉及了大量的护理内容，尤其对老年人养生和护理方法的阐述，在护理学界至今仍有深远的影响。

隋唐时期是中医护理学全面发展的重要阶段。隋朝巢元方的《诸病源候论》对各种疾病的护理，尤其是护理过程中的病情观察有了很大的发展与补充。书中有详细的温热病病情观察记录，提倡以脉象来观察病情，对外科术后和妇产科病证的饮食、起居、情志护理均做了阐述。唐代孙思邈在《千金方》中详细论述了临床各科的护理、食疗及养生等内容，并首创"葱管导尿法"，比1860年法国的橡皮管导尿术还要早1 200多年。

此外，王焘的《外台秘要》在临证护理的病情观察方面见解独特，并对护理探视做了一定的规范。蔺道人的《理伤续断方》提出了护理消毒观点，是现代护理无菌技术的雏形。孟诜的《食疗本草》是我国现存最早的营养学专著，大大推动了中医饮食护理的发展。龚庆宣的《刘涓子鬼遗方》是我国现存最早的外科专著，充实了中医外科护理的内容。

（四）宋金元时期

宋金元时期是中医学及中医护理学迅速发展的关键时期，可谓百花齐放。

宋朝时成立了翰林医官院、尚药局等医药机构，并由官方组织编写了《太平圣惠方》《圣济总录》《太平惠民和剂局方》等中医药著作。《太平圣惠方》是第一部由政府组织编写的方书，所记载的中药、成药保管法在现代中医护理领域仍具有指导意义。

这一时期，许多著名医家和著作对中医护理进行了论述：钱乙的《小儿药证直诀》为儿科专著，提出婴幼儿护理应注意饮食、环境，以适应其特殊的生理特点。《饮膳正要》列举了养生、妊娠、饮酒避忌的食物，完善了中医饮食护理内容。《保生要录》提出饮食不可过冷过热，寒时着衣不可过厚，暑时着衣不可过薄，对生活起居方面的中医护理有着重要的指导意义。极负盛名的金元四大家补脾派代表李东垣的《脾胃论》，高度重视对脾胃的调养和护理，尤其是饮食、劳倦、情志的护理。宋金元时期百家争鸣的局面为中医护理学的全面发展夯实了基础。

（五）明清时期

明清时期，中医护理得到深度发展，理论和实践趋于成熟。

明代李时珍的《本草纲目》是一部重要的药学巨著，同时对疾病的症状、预防和护理作了一定的阐述。吴又可的《温疫论》提出"戾气"一说，在"论食""论饮""调理法"三篇专论中论述了温疫病的护理措施。张景岳在《景岳全书》中从环境、饮食、衣着等诸多方面对产妇护理提出了建议。陈实功的《外科正宗》提出了对疮疡的饮食护理、病灶局部的护理理论，其关于外科辨证施护的表述清楚详实。同一时期，《普济方》记载的新生儿护理方法、《口齿类要》记载的口腔护理法，均是中医护理难得的宝贵经验。

清代叶天士所著《外感温热篇》提出，在判断病情的同时应做好口腔护理；对于温热病应及时采取隔离消毒措施;广泛应用物理降温护理。汪绮石的《理虚元鉴》详细论述了饮食调护及四季防病知识。王孟英在《随息居饮食谱》中对饮食调护作了详尽论述,为中医食疗养生专著。钱襄的《侍疾要语》是现存最早的中医护理学专著,极为详细地阐述了生活、饮食、情志、用药等方面的护理方法。

(六) 近现代时期

中医护理学在当代已经逐步走向科学化和现代化,凭借其独特的护理手段,深受广大医护工作者推崇。

1949 年以来,国内在各省市先后建立了中医学院及中医药研究院所,为中医护理学的发展提供了条件。20 世纪 50 年代,国内各地渐次开办中医护校。1958 年新中国成立后的第一部《中医护理学》出版,接着修编了《辨证护理概要》。尔后,各类中医护理学书籍相继问世,如《中医护病学》《中医护理学基础》《中医儿科护理学》《临证护理指南》《中医护理手册》等。中医护理教育层次也随之逐步提高至研究生水平,为中医护理学的深度发展铺平了道路。

二、中西医结合护理

中西医结合护理是以整体观念和辨证分析为指导,综合中、西医护理手段,用以解决患者身心存在或潜在的健康问题的护理方法。中西医结合的护理方法已广泛应用于临床,覆盖内、外、妇、儿等各个科室,并延伸至家庭护理和社区护理,包括对人的生理、心理和社会需求进行全面照顾,涵盖生命过程中的各个阶段。

中西医结合护理是传统中医护理学的一大飞跃,将中医护理学与现代护理学结合,取长补短,为患者提供更科学、更优质的服务。在护理模式上,将中医护理学的整体观念与现代护理的生物 - 心理 - 社会医学模式衔接,开展以人为中心的中西医结合系统化护理;在实践操作上,将中医辨证施护与西医临证护理相结合,多元化、科学有序地指导具体的临床护理工作。

📖 知识链接

钱 襄

钱襄,字叔云,江苏苏州太仓人,生活于清代乾隆至道光年间(具体生卒年代不详),年仅四十余卒。于 1832 年 12 月著《侍疾要语》,该书系统总结了清代以前的护理经验,集清代以前中医护理之大成,是现存中医文献中最早全面论述中医护理的专著,也是中国历史上已知的第一部护理学专著。《侍疾要语》言简意赅地系统论述了中医基本护理环节和基本护理方法,把散在于中医历史文献之中的中医护理理论、护理方法、护理经验分离出来,自成中医护理体系。《侍疾要语》展示了中华文化和中医护理的博大精深,打破了医、药、护一统的格局,改变了重医轻护的传统观念,与南丁格尔《护理札记》相比较,凸显整体护理与辨证施护的中医护理思想,而且较南丁格尔《护理札记》早了整整 27 年。《侍疾要语》具有极高的护理历史价值和护理文化价值,其学术地位和学术影响在中外护理历史上具有里程碑的意义。

三、中医护理学的基本特点

(一) 整体观念

整体观念是对人体内、外环境统一性和自身整体性的思想认识,是中医护理学的基本特点。

微课堂:整体
观念与辨证
施护(微课)

1. 人体是有机的整体　中医学认为,人体是一个有机的整体,以五脏为中心,各组织、器官在生理上相互协调,病理上相互影响。如心主血、肝藏血、脾统血,三脏虽归属不同,各自独立,但在血的生化运行上有着紧密的联系。人体整体和局部具有统一性,全身脏腑气血、阴阳盛衰

◆ 考点提示:整体观念包括哪几个方面

也会反映在人体某一局部的变化上。如人体气血不足,在局部可能会出现口唇爪甲淡白、面色无华的征象。故此,在护理过程中,必须从整体出发,观其外而知其内,采取适宜的护理措施。

2. 人与自然界的统一性　人与自然和谐相处共生共存。自然界的各种运动变化,均可影响到人体,并使人体产生生理或病理的反应。在四时气候方面,随着自然界寒、热、温、凉的变迁,自然界的生物也会相应地表现为春生、夏长、秋收和冬藏。人作为自然界中的一部分,必须适应节气才能保持身体健康。另外,昼夜晨昏的变化对人体也有影响。一日分四时,人体的阳气也随昼夜更替而变化。日出时阳气渐生,日中时阳气至隆,日落时阳气渐弱,至夜则阳闭阴盛。

3. 人与社会环境的统一性　人创造了社会环境,同时,社会环境也影响着人的身心健康。人们不断地调整自身来适应纷繁复杂的社会环境,以实现人与社会环境的和谐统一。社会和谐安定,则身心舒适,健康得以保障;社会动荡不安,则身心疲惫,忧患繁多。所以,社会环境对人的影响虽无形却是客观存在,人与社会环境具有统一性。

(二) 辨证施护

辨证施护也是中医护理学的基本特点之一,包括辨证和施护两个方面。

◆ 考点提示:辨证施护应如何理解

所谓辨证,就是在中医基本理论的指导下,将望、闻、问、切所收集的病情资料,通过分析、综合,辨清疾病的原因、性质、部位及邪正关系,继而概括、判断为某种性质的证;施护,则是根据辨证的结果,找出患者存在或潜在的问题,在饮食、起居、用药等方面确定相应的护理措施。辨证是施护的前提和依据,施护是辨证的目的和手段,二者相互联系,不可分割,是指导中医护理工作实践的基本法则。

辨证施护应有别于辨病施护和对症施护。祖国医学认为,"症"即症状,如呕吐、头痛或面红、目赤等;"证"即证候,指疾病发展过程中某一阶段的病理概括,如外感风寒、风热之证,虽同为外感,但"证"有不同;"病"即疾病,指有病因、病机、发病形式及转归的完整病理过程,是"证"与"症"的集合,如哮喘、胸痹等。根据"同病异治""异病同治"的原则,中医护理学也相应采用"同病异护""异病同护"的护理方法,这正是辨证施护的精神所在。

扫一扫,
看总结

扫一扫,
测一测

思考与练习

1. 简述中医护理学的基本概念。

2. 中医护理的基本特点有哪些?

3. 中医护理的整体观包括哪些方面?

4. 简述"症"和"证"的区别。

5. 辨证施护与辨病施护有何不同?

（屈玉明　丁　放）

上篇　中医护理的基本技能

第一章　中医针灸护理

扫一扫，
自学汇

学习目标

1. 掌握灸法、拔罐法、刮痧法、穴位注射法和耳穴贴压法的作用、适应证、操作方法及注意事项。

2. 熟悉灸法、拔罐法、刮痧法、穴位注射法和耳穴贴压法的评估、护理评价。

3. 了解灸法、拔罐法、刮痧法、穴位注射法和耳穴贴压法的操作前准备。

4. 学会灸法、拔罐法、刮痧法、穴位注射法和耳穴贴压法的临床应用。

5. 具有与患者换位思考的意识和能力，尊重患者、关注患者的感受，培养团队合作意识。

临床上常用的中医针灸护理技术主要包括灸法、拔罐法、刮痧法、穴位注射法和耳穴贴压法。这些护理技术具有操作简单、适用范围广泛、成本低、疗效好的优点，千百年来一直为广大人民群众所传播和应用。

第一节　灸　　法

导入情景

赵老师，男，32岁。因学校教学任务重，长期伏案工作，6个月前出现颈部疼痛、双上肢麻木等症，休息并按摩后症状减轻。近日因指导学生参加竞赛，昼夜加班导致病情加重，遂来医院就诊。经MRI检查诊断为"颈椎间盘突出"，处以吲哚美辛镇痛，配合艾灸治疗，每日1次。

工作任务

1. 对患者实施艾灸操作。

2. 告知患者艾灸治疗的注意事项。

【概述】

灸法是中医常用的一种外治方法,即以艾绒或其他药物点燃后,在体表腧穴上进行熏、熨、烧、灼,借助火的温和热力及药物的作用,通过腧穴、经络的传导,温通经脉、祛湿散寒、调和气血、消瘀散结、回阳固脱、升阳举陷,达到防治疾病、康复保健的目的。

> 🖐 **考点提示**:灸法的作用与适应证

灸法的适用范围很广,凡辨证属阴、虚、里、寒者多可使用,包括慢性病、风寒湿痹、麻木痿软、阳气虚弱、久泻久利等。

【评估】

1. 病室温度、环境适宜。

2. 当前主要症状。

3. 有无出血疾病、出血倾向、哮喘及艾绒或药物过敏史。

4. 艾灸部位的皮肤情况。

5. 对艾灸气味的接受程度。

6. 对温度、疼痛的感知觉。

7. 当前心理状况及合作程度。

8. 女性患者是否处于妊娠期。

【操作前准备】

1. 物品准备　治疗盘、弯盘、艾条(或艾炷)、小口瓶、棉签、打火机、纱布、计时器。

2. 治疗环境准备　室内光线、温湿度适宜,室内备温度计,以便监测室内温度变化并加以调节,必要时备浴巾、屏风,充分保护患者隐私。

3. 术者准备　修剪指甲,穿工作服,仪表大方,鞋帽整洁,洗手,戴口罩,核对医嘱。

4. 患者准备　取合理体位,充分暴露艾灸部位,注意保暖。

【操作方法】

将用物携至患者床前,再次核对姓名、医嘱,结合患者的具体情况做好告知及解释工作。

> 🖐 **考点提示**:灸法的操作方法

(一)艾条灸

艾条灸又称艾卷灸,是将艾条点燃后置于腧穴或病变部位上进行熏灼的方法。该法使用简便,效果良好,为目前临床所常用。艾条灸法分为温和灸、回旋灸和雀啄灸(图1-1)。

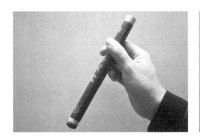 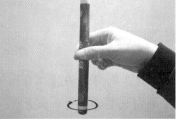 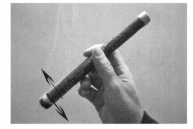

A　温和灸　　　　　B　回旋灸　　　　　C　雀啄灸

图1-1　艾条灸

1. 温和灸　将艾条燃着的一端与施灸处的皮肤保持2~3cm距离,使患者局部温热而无灼痛。每穴灸10~15分钟为宜,以皮肤出现红晕为度。对昏迷或局部知觉减退者,须随时注意局部温热程度,防止灼伤。

2. 回旋灸　将点燃的艾条一端接近施灸部位,距皮肤2cm左右,平行往复回旋施灸。一般灸10~15分钟,以皮肤出现红晕为度。这种灸法的特点是温度呈渐凉渐温互相转化,除对局部病痛的气血阻滞有消散作用外,还能起到促进经络气血运行的作用,故对灸点远端的病痛有一定的治疗作用。

3. 雀啄灸　将艾条燃着的一端与施灸处的皮肤保持2~3cm距离,似鸟雀啄食状,一上一下地进行艾灸。一般可灸15分钟左右。这种灸法的特点是温度突凉突温,对激发腧穴和经络的功能有较强的作用。

0103
艾条灸(视频)

(二)艾炷灸

是用纯净的艾绒捏成上尖底平的宝塔形状(小可如麦粒、大可如红枣)的艾炷,将艾炷直接或间接置于穴位上施灸的方法。施灸时艾炷的大小、多少,应根据疾病性质、病情轻重、施灸部位和患者年龄大小综合考虑。

0104
艾炷灸操作
(拓展阅读)

> 📖 **知识链接**
>
> 电子艾灸是根据传统的中医艾灸原理,结合现代药物提取、磁疗、热疗等技术,并按照国家医疗的相关标准研制的一种新型艾灸疗法。电子艾灸实现了智能操作、控温控时、无烟无火、定向导入、透皮吸收、多穴同灸等功能,完全可以达到传统艾炷灸、艾条灸的效果,并且能够实现直接灸、间接灸、温针灸等一系列灸法。电子艾灸操作简便,效率高,同时避免了传统艾灸的烟熏火燎及可能出现的灰烬烫伤,是传统灸法革命性的创新。

【护理评价】

1. 患者能理解治疗目的并积极配合。

2. 及时去掉艾灰,患者局部皮肤完好,无烫伤发生。

3. 患者感觉舒适,病情好转,对操作满意,达到治疗、护理目的。

【注意事项】

1. 颜面五官、浅表大血管部位不宜瘢痕灸,有毛发处、孕妇的腹部及腰骶部也不宜施灸。

🔖 **考点提示**:灸法的注意事项

2. 施灸时注意用火安全,防止燃烧的艾绒及产生的艾灰脱落烫伤患者。施灸后应立即将艾炷或艾条放置小口瓶内,熄灭艾火。

3. 施灸部位的顺序一般宜先上后下,先灸头顶、胸部,后灸腹部、四肢。

4. 皮肤出现微红灼热,属于正常现象。如灸后出现小水疱时,无需处理,可自行吸收;水疱较大时,须立即报告医师,遵医嘱配合处理。

5. 注意施灸的时间,如失眠症要在临睡前施灸,饭前空腹或饭后不宜立即施灸等。

6. 初次使用灸法时,以小剂量、短时间为宜,待患者耐受后,逐渐增加剂量。

7. 操作完毕后,清理用物,洗手,记录患者施灸的方式、部位、施灸处皮肤及患者感受等情况,并签名。

第二节 拔 罐 法

王女士,67岁,退休。3年前曾因腰痛入院治疗,CT诊断为"腰椎间盘突出",后经治疗症状缓解。3个月前劳累后腰痛复发,伴双下肢麻木、抽痛,1周前诸症加重,遂来就诊。医生要求卧床休息并处以腰部肾俞穴处拔罐治疗。

工作任务

1. 对王女士实施拔罐。

2. 在留罐过程中注意为患者保暖,观察拔罐部位皮肤状况。

【概述】

拔罐法是以罐为工具,利用燃烧、抽气等方法排出罐内空气,形成负压,使之吸附于施术部位上,造成局部皮肤充血、瘀血现象,从而调节机体功能,达到防病治病目的的一种中医传统疗法。罐的种类很多,目前较为常用的主要有玻璃罐、竹罐和抽气罐(图1-2)。

📍 **考点提示**:拔罐的作用与适应证

拔罐具有温通经络、祛风散寒、消肿止痛、拔毒排脓的作用,故可用于风寒湿痹、腰背酸痛、关节疼痛、脘腹胀满、腹痛腹泻、咳嗽气喘以及痈肿疮毒等多种疾病的治疗和护理。

拔罐法的
作用机制
(拓展阅读)

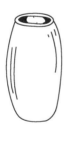

A 竹罐

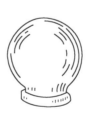

B 玻璃罐

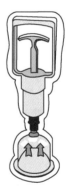

C 抽气罐

图1-2 几种罐具

【评估】

1. 病室温度、环境适宜。

2. 当前主要症状、既往史及药物过敏史,女性患者注意月经周期。

3. 拔罐部位的皮肤情况。

4. 对温度、疼痛的感知觉。

5. 当前的心理状况及合作程度。

6. 凝血机制是否正常。

7. 女性患者是否处于妊娠期。

【操作前准备】

1. 物品准备　治疗盘、罐具、95%酒精棉球、止血钳、酒精灯、打火机、灭火瓶、烫伤膏、润滑剂、纱布或自备毛巾、毛毯等。

2. 治疗环境准备　病室环境干净整洁、温湿度适宜,必要时备屏风,保护患者隐私。

3. 术者准备　修剪指甲,穿工作服,仪表大方,鞋帽整洁,洗手,戴口罩,核对医嘱。

4. 患者准备　取合理体位,充分暴露拔罐部位,注意保暖。

【操作方法】

将用物携至患者床前,再次核对姓名、医嘱,结合患者的具体情况做好告知及解释工作。

⚐ 考点提示:拔罐的操作方法

（一）吸拔方式

1. 火罐法　是利用燃烧热力排去罐内空气,使之形成负压,将罐吸附于施术部位的方法。常用的有以下两种:

(1)闪火法:用止血钳夹住95%酒精棉球,用酒精灯或打火机点燃后伸入罐内绕1~2圈,快速撤出,随即将火罐迅速扣在应拔的部位上。这种方法比较安全,是最为常用的拔罐方法。需要注意的是,点燃的酒精棉球,切勿在罐口停留,以免烧热罐口,烫伤皮肤。

(2)投火法:将薄纸卷成纸卷,或裁成薄纸条,燃着到1/3时,投入罐内,将火罐迅速扣在施术部位上。为避免烫伤皮肤,此法多使用侧位拔。

2. 抽气罐法　将抽气罐紧扣在施术部位上,用活塞将罐内的空气抽出,使之产生负压,从而吸附于皮肤之上。此法适用于全身多处,使用方法简单,缺点是没有火罐法的温热刺激作用。

（二）运罐方式

1. 留罐法　又称坐罐法,指拔罐后留置10~15分钟。

2. 闪罐法　用闪火法将罐拔住后立即取下再拔,如此反复吸拔多次,至皮肤潮红为度。适用于肌肉比较松弛,吸拔不紧或留罐有困难,以及局部皮肤麻木或功能减退的患者。操作时,准备两三个火罐,更替使用,以免罐口温度太高,灼伤皮肤。

3. 走罐法　又称推罐法,先在罐口或皮肤上涂少许润滑剂,将罐吸拔好后,用手握住罐底,慢慢在皮肤表面或上下,或左右,或循经来回推拉数次,至皮肤潮红为度。适用于面积较大、肌肉丰厚的部位,多选用平滑厚实、口径较大的玻璃罐进行操作。

4. 刺血拔罐法　先用三棱针或其他工具刺破皮肤,然后在该部位拔上罐具,以此加强刺血法的疗效,多用于治疗实热证及各种急、慢性软组织损伤,如痤疮、丹毒、坐骨神经痛等。

（三）起罐

又称取罐、脱罐。抽气罐可直接将顶部的进气阀拉起,待空气进入后罐即脱落。其他罐具则需一手握罐,另一手将罐口边缘的皮肤轻轻按下,待空气进入后罐即脱落。

【护理评价】

1. 患者能理解拔罐治疗目的并积极配合。

2. 患者拔罐部位皮肤完好,无烫伤发生。

3. 患者感觉舒适,病情好转,对操作满意,达到治疗、护理目的。

【注意事项】

1. 皮肤有过敏、溃疡、水肿及大血管分布部位不宜拔罐;高热抽搐者,孕妇的腹部、腰骶部不宜拔罐;凝血机制缺陷障

⚐ 考点提示:拔罐的注意事项

闪罐法与走罐法(视频)

微课堂:架火法(微课)

碍、呼吸衰竭、重度心脏病患者不宜拔罐。

2. 应根据所拔部位面积选择大小适宜的罐具,操作前检查罐口是否光滑,罐体有无裂缝。

3. 酒精棉球勿过湿,防止烫伤。

4. 拔罐过程中观察火罐吸附情况和皮肤颜色。注意询问患者感觉,如有不适,及时起罐,防止意外发生。

5. 拔罐时动作要稳、准、快,起罐时切勿强拉。

6. 起罐后,一般局部皮肤呈现红晕或发绀色(瘀血),为正常现象,会自行消退。如局部瘀血严重者,不宜在原位再拔;如局部出现小水疱,可不必处理;如水疱较大,消毒局部皮肤后,用注射器吸出液体,覆盖消毒敷料。

7. 操作完毕后,清理用物,洗手,记录拔罐的部位、时间及患者的感受等情况,并签名。

8. 使用过的火罐应用含氯消毒剂消毒后备用。

第三节 刮 痧 法

> 📖 **导入情景**
>
> 　　小李,男,17 岁,学生。自述因高温下在操场上连续打排球 3 小时后突然出现头晕、胸闷、恶心、呕吐等症,喝温开水并休息后不见好转,遂来就医。诊断为"中暑",处以刮痧治疗与护理。
>
> 　　工作任务
>
> 　　1. 遵医嘱选择恰当的刮痧部位并实施刮痧。
>
> 　　2. 刮痧过程中注意观察刮痧部位皮肤变化。

【概述】

　　刮痧疗法是用边缘钝滑的器具蘸取适量的润滑介质,在患者体表的一定部位或经络、穴位上反复刮动的一种中医传统外治法。使局部皮下出现瘀斑或痧痕,以达到解表祛邪、疏通经络、行气止痛、开窍醒神的目的。

📌 **考点提示:**刮痧疗法的作用

刮痧的作用机制(拓展阅读)

【评估】

　　1. 病室温暖、环境适宜。

　　2. 当前主要症状、既往史及药物过敏史,注意是否有出血性疾病。

　　3. 患者体质和刮痧部位的皮肤情况。

　　4. 对疼痛的感知觉。

　　5. 当前心理状况及合作程度。

　　6. 女性患者是否处于月经期、妊娠期。

　　7. 凝血机制是否正常。

【操作前准备】

　　1. 物品准备　各种材质、形状的刮痧板,润滑介质,治疗盘,75% 酒精棉球,纱布,小毛巾。

　　2. 治疗环境准备　病室环境干净整洁、温湿度适宜,必要时关闭门窗、备屏风。

知识链接

刮痧工具与润滑介质

刮痧板根据制成刮痧板材质的不同,分为牛角类、玉质类、砭石类等,临床上尤以天然水牛角制品使用最为广泛。其形状有鱼板、三角板、方板、梳板等,其中方板最常用,刮板的两个长边,一边稍厚,一边稍薄。薄面用于人体平坦部位的治疗刮痧,凹陷的厚面适合于按摩保健刮痧。

临床上常用的润滑介质有刮痧油、刮痧乳、香油、橄榄油、茶油、白酒或温水等,这些介质不仅可以起到润滑和保护皮肤的作用,还可以加强手法作用,提高治疗效果。

3. 术者准备　修剪指甲,穿工作服,仪表大方,鞋帽整洁,洗手,戴口罩,核对医嘱。

4. 患者准备　取合理体位,充分暴露刮痧部位,注意保暖。

 知识链接

常用刮痧部位

颈部:颈项部、双肩。

头部:百会、印堂、太阳等穴。

背部:第7颈椎以下至第5腰椎以上区域。

胸部:第2、3、4肋间,从胸骨向外侧刮。

四肢:曲泽、委中等穴。

【操作方法】

将用物携至患者床前,再次核对姓名、医嘱,结合患者的具体情况做好告知及解释工作。

考点提示:刮痧的操作方法

1. 持板方法　单手握板,把刮痧板放在手心,底边靠在掌心部位,拇指和其余四指分别固定板的两侧。对于初学者来说,单手用板如有困难,也可以双手握板。用掌心和腕部施加向下的按压力。

2. 基本方法　对刮痧部位常规消毒后,术者手持刮痧工具蘸取润滑介质,从上到下、由内而外的刮动,刮至有干涩感时,蘸润滑剂再刮,直至皮下出现红色或紫红色痧斑或痧痕为止。刮痧的方法有很多,临床上需要根据所选刮痧部位,灵活选择以下几种常用方法:

(1)面刮法:用刮痧板的1/3边缘接触皮肤,刮板向刮拭的方向倾斜45°左右的角度。这种手法适用于身体比较平坦部位的经络和穴位。

(2)厉刮法:将刮痧板角部与穴区呈90°垂直,刮痧板始终不离皮肤,并施以一定的压力做短距离(2~3cm)前后或左右摩擦刮拭,适用于头部全息穴区。

(3)角刮法:用刮板角部在穴位上刮拭,此手法多用人体大多数穴位。

(4)点按法:用刮板角部在穴位呈90°垂直,由轻到重,逐渐加力,片刻后突然抬起,使肌肉复原,多次重复,手法连贯。此手法多用于骨骼凹陷处、关节部位。

3. 操作要领　刮痧是借助工具作用于人体的治疗方法,所以操作技巧对疗效有直接的影响。

0109

刮痧基本方法
(视频)

11

(1)角度:刮板与刮拭方向保持 45°~90° 进行刮痧,临床上 45° 最常用。角度越小,疼痛感越轻。在疼痛敏感的部位,刮拭角度小于 15° 时可以有效减轻疼痛。

(2)顺序和方向:一般是由上而下,由内而外,单方向刮拭,切记不可来回刮动。顺序是先背腰部,后胸腹部;先躯干,后四肢;先阳经,后阴经。背部、躯干、四肢从上向下刮,如肢体水肿、静脉曲张、内脏下垂则从下向上刮;面部、肩部、胸部从内向外刮。另外,临床上还须注意,可根据病情虚实,选择顺经或逆经刮,顺经为补,逆经为泻。

考点提示:刮痧的顺序

(3)长度:刮痧部位刮拭时应尽量拉长,如背部每条 6~15cm。

(4)力度和速度:刮痧时力度和速度的掌握与控制是关键。先力度轻、速度慢,使腠理舒张,然后逐渐加大力度、加快速度,排出痧毒。

(5)程度:一般刮至皮肤出现潮红、紫红色等颜色变化,或出现粟粒状、丘疹样斑点,或片状、条索状斑块等形态变化,并伴有局部热感为度。对一些不易出痧或出痧较少的患者,不可强求出痧。

> ### 📖 知识链接
>
> #### 痧 像 诊 断
>
> 痧色均匀,淡红色,无明显痧者为健康。若痧色鲜红为上火,紫红色为有瘀血,黑紫色为有瘀又有寒,青灰色为寒邪较重。

【护理评价】

1. 患者能理解治疗目的并积极配合。

2. 刮痧手法用力均匀,选穴准确。

3. 患者局部皮肤完好、无损伤,感觉舒适,病情好转,对操作满意,达到治疗、护理目的。

【注意事项】

1. 局部皮肤有瘀斑、水疱、瘢痕、炎症、破溃及出血倾向等情况者禁用;严重心血管疾病、肝肾功能不全、极度虚弱者禁用;不充分配合治疗,具有精神分裂、醉酒、抽搐者禁用。

2. 室温保持在 22~24℃,暴露刮痧部位,注意保暖和隐私保护。

考点提示:刮痧的注意事项

3. 刮痧手法以患者能耐受为度,局部皮肤发红或有紫色痧点为宜,不强求出痧,禁用暴力。

4. 刮痧时不可过饥过饱,宜饭后 1~2 小时后刮痧。

5. 关节部位、脊柱、头面部禁止采用重手法,刮痧时间宜短。

6. 糖尿病患者皮肤耐受性差,血管脆性增加,刮痧的力度不宜太大,速度不宜太快,时间不宜太长。下肢静脉曲张及下肢水肿者,宜从下往上刮。

7. 刮痧过程中应询问患者有无不适,如果患者出现头晕、恶心,甚至晕厥等现象时称为晕痧,当立即停止操作,迅速让其平卧,嘱其饮一杯糖盐水,报告医师配合处理。

8. 充分告知患者,刮痧时局部可有疼痛、灼热感;操作中如出现头晕、恶心、四肢无力等情况,应及时告知医师;治疗后,刮痧部位可出现痧点或瘀斑,此为出痧;出痧后 1~2 天,皮肤可能轻度疼痛、发痒,属正常现象。刮痧后患者局部注意保暖,多喝温水,避风寒,3 小时内避免洗浴。

9. 两次刮痧的时间间隔,应以痧痕完全消退为准。

10. 操作完毕后,清理用物,洗手,记录刮痧实施的部位、时间及患者的感受等情况,并签名。

第四节　穴位注射法

📖 **导入情景**

　　王老师,男,45岁。因硬膜下血肿住院10天,突然出现呃逆不止现象。医生处以足三里穴穴位注射治疗及护理。

　　工作任务

　　1. 正确选择注射穴位,实施穴位注射治疗。

　　2. 注射过程中注意观察患者反应,遵守无菌技术操作原则。

【概述】

　　穴位注射疗法是以中医理论为指导,以中西药药理为基础,用注射器的针头代替针具刺入穴位,在得气后将药物注入的一种治疗方法。

▣ **考点提示**:穴位注射的作用及适应证

　　该疗法可以在小剂量的情况下,短时间内产生大剂量静脉注射等强度或者更强的药效,尤其是当穴位主治作用与药物药理作用相一致时,表现出最强的穴药疗效,具有穴效药效"叠加效应"。穴位注射给药还有药效长的特点,缓慢吸收的药物持续刺激相关穴位,起到与针刺特定穴位类似的功效。凡是针灸的适应证大部分都可以用本法治疗,如中风、痿症、扭挫伤、面瘫、三叉神经痛、坐骨神经痛、头痛、失眠、风寒湿痹等。

【评估】

　　1. 当前主要症状、既往史及药物过敏史。

　　2. 注射部位的皮肤情况。

　　3. 对疼痛的感知觉。

　　4. 当前心理状况及合作程度。

　　5. 女性患者是否处于妊娠期。

【操作前准备】

　　1. 物品准备　治疗盘、无菌盘、吸入无菌药液的注射器、皮肤消毒液、镊子、棉签。

　　2. 治疗环境准备　病室环境干净整洁、温湿度适宜,必要时备浴巾、屏风。

　　3. 术者准备　修剪指甲,穿工作服,仪表大方,鞋帽整洁,洗手,戴口罩,核对医嘱。

　　4. 患者准备　取合适体位,充分暴露注射部位,注意保暖。

【操作方法】

　　将用物携至患者床前,再次核对姓名、医嘱,结合患者的具体情况做好告知及解释工作。

▣ **考点提示**:穴位注射的操作方法

　　1. 穴位选择　本法常结合经络、穴位按诊法以选取阳性反应点。如在背部、胸腹部或四肢的特定穴部位出现的条索、结节、压痛,以及皮肤的凹陷、隆起、色泽变异等,软组织损伤可选取最明显的压痛点。一般每次2~5穴,不宜过多,以精为要。

　　2. 注射剂量　应根据药物说明书规定的剂量,不能过量。做小剂量注射时,可用原药物剂量的 1/5~1/2。一般根据穴位部位来分,耳部可注射 0.1ml,头面部可注射 0.3~0.5ml,胸背部可注射 0.5~1ml,四肢部可注射 1~2ml,腰臀部可注射 2~5ml。

3. 穴位注射　找准穴位,避开血管与瘢痕,在局部皮肤常规消毒后,将注射器针头对准穴位迅速刺入皮下,然后缓慢地上下提插,得气后回抽,如无回血,即可缓缓注射药物。如所用药量较多,可在推入部分药液后,将针头稍微提起后再注入余药。注射完毕退针,同时用干棉签轻压针眼,以防针孔溢液或出血。注射后让患者稍事休息,以观察患者用药后的反应。

【护理评价】

1. 患者及家属能理解穴位注射疗法的治疗目的并积极配合。

2. 严格执行无菌技术操作。

3. 患者无变态反应发生,感觉舒适,病情好转,对操作满意,达到治疗、护理目的。

【注意事项】

1. 婴儿、诊断不清、意识障碍及对某些药物有过敏史的患者禁用该法;体质十分虚弱、有频发晕针史的患者不可做穴位注射;孕妇下腹部、腰骶部腧穴以及能导致子宫收缩的穴位,如合谷、三阴交、次髎、内庭、大敦等穴不可做穴位注射,以免导致流产。

🔖 考点提示:穴位注射的注意事项

2. 严格掌握药物的性能、药理作用、剂量、配伍禁忌、毒副作用和变态反应等。

3. 严格遵守无菌操作规程,防止感染。

4. 注射时避开血管丰富部位,避免药物注入血管内。患者有触电感时,针尖应往外退出少许后再进行注射,避免损伤神经。

5. 注意观察用药后反应,如有不适,应及时报告医师并配合处理。

6. 操作完毕后,清理用物,洗手,记录穴位注射的部位、药物、剂量及患者感受等情况,并签名。

第五节　耳穴贴压法(耳穴埋豆)

📖 导入情景

刘某,女,25 岁。近 2 个月来因连续上夜班,精神紧张,身体疲劳,出现食欲减退、嗳气反酸,伴有呕吐等症状,胃镜检查未发现器质性病变。诊断为功能性胃肠病。处以贴耳穴治疗与护理。

工作任务

1. 做好贴压耳穴前的准备工作。

2. 遵医嘱在选定的耳穴上贴豆。

【概述】

人体发生疾病时,常会在耳部的特定区域出现"阳性反应点",如压痛、变形、变色、结节、丘疹、脱屑、电阻降低等,这些反应点就是防治疾病的刺激点,称为耳穴。

🔖 考点提示:耳穴贴压的作用及适应证

一般来说,耳穴在耳郭的分布像一个倒置的胎儿,头部朝下,臀部朝上。其分布规律是:与头面部相应的穴位在耳垂或耳垂邻近;与上肢相应的穴位在耳周;与躯干和下肢相应的穴位在对耳轮和对耳轮上、下脚；与内脏相应的穴位多集中在耳甲艇和耳甲腔；消化道在耳轮脚周围环形排列（图1-3、1-4）。

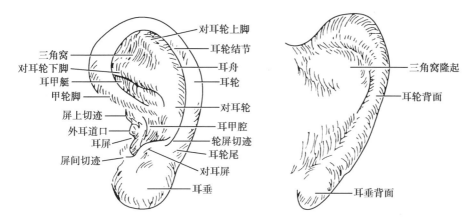

图 1-3　耳郭的表面解剖名称

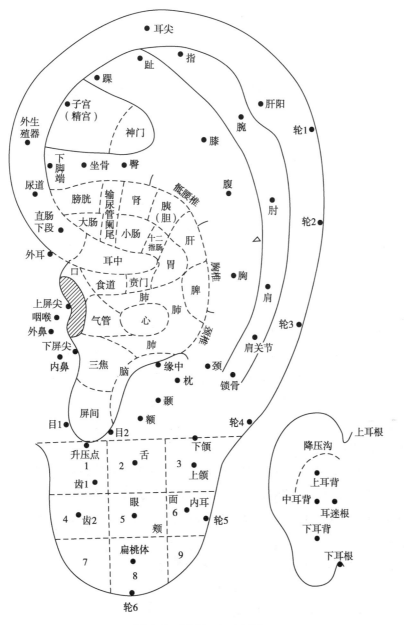

图 1-4　常用耳穴示意图

耳郭的表面
解剖名称
（拓展阅读）

耳穴贴压法是用胶布将药豆或磁珠准确粘贴于耳穴处,给予适度的揉、按、捏、压,使其产生热、麻、胀、重的刺激感应,以达到防治疾病目的的一种操作方法,又称耳穴埋豆法。

【评估】

1. 当前主要症状、既往史及药物过敏史,是否对胶布过敏。

2. 耳穴贴压部位的皮肤情况。

3. 对疼痛的感知觉。

4. 当前心理状况及合作程度。

5. 女性患者是否处于妊娠期。

【操作前准备】

1. 用物准备　治疗盘、75% 酒精棉球、药豆(如王不留行籽等)或磁珠、医用胶布、探棒、镊子、弯盘、耳穴模型等。

2. 治疗环境准备　室内光线、温湿度适宜。

3. 术者准备　修剪指甲,穿工作服,仪表大方,鞋帽整洁,洗手,戴口罩,核对医嘱。

4. 取合理体位,充分暴露耳部。

【操作方法】

将用物携至患者床前,再次核对姓名、医嘱,结合患者的具体情况做好告知及解释工作。

> 考点提示:耳穴贴压的操作方法

(一) 选取穴位

1. 观察法　用肉眼直接观察耳部的形态、色泽等方面的病理性改变。如硬结、丘疹、脱屑、凹陷、水疱、充血等阳性反应点。

2. 按压法　一手持住患者耳轮后上方,暴露耳郭的疾病相应耳区,另一手用探针,或火柴梗,或毫针柄轻巧缓慢、用力均匀的按压,寻找耳穴压痛点,压痛最明显处即为耳穴治疗点。

3. 电测定法　应用耳穴探测仪或经络探测仪在耳郭探测,导电量明显增高者即为反应点。

4. 结合病情,确定穴位。

微课堂:常用耳穴(微课)

📖 **知识链接**

有些患者经压丸刺激后,耳郭部会出现一种弥漫性的无菌性红肿现象,通常在停止治疗几日内会自行消退,这种反应有时会对疾病产生很好的疗效。

(二) 贴压耳穴

1. 穴位贴压处皮肤常规消毒。

2. 左手托持耳郭,右手用镊子夹取中心粘上药豆(或磁珠)的小方形胶布,紧紧贴压于已选好的穴位上,并轻轻揉按 1~2 分钟。每次贴压 5~7 穴,两耳交替进行。

3. 嘱患者每日按压穴位 3~5 次,每次 1~2 分钟,冬季留置 7~10 天,夏季留置 1~3 天。

【护理评价】

1. 患者能理解耳穴贴压疗法的治疗目的并积极配合。

2. 贴压耳穴部位皮肤完好,无损伤发生;耳穴贴固定良好。

3. 患者感觉舒适,病情好转,对操作满意,达到治疗、护理目的。

微课堂:常见疾病的耳穴贴敷疗法(微课)

【注意事项】

1. 对胶布过敏,耳郭皮肤有炎症、冻疮者不宜贴压;习惯性流产患者慎用。

考点提示:耳穴贴压的注意事项

扫一扫,
看总结

2. 耳部 75% 酒精擦拭待干。

3. 用探针时力度应适度、均匀,准确探寻穴区内敏感点。

4. 过度饥饿、疲劳、精神高度紧张、年老体弱患者按压宜轻,急性疼痛性病症患者按压宜加重。

5. 观察患者情况,若有不适,应立即停止治疗,并通知医师配合处理。

扫一扫,
测一测

6. 常规操作以单耳为宜,一般可留置 3~7 天,两耳交替使用,并指导患者正确按压。

7. 观察耳穴贴是否固定良好;症状是否缓解或减轻;耳部皮肤有无红、肿、破溃等情况。

8. 操作完毕后,清理用物,洗手,记录耳穴埋豆的部位、时间及患者感受等情况,并签名。

思考与练习

1. 简述艾灸的注意事项。

2. 常用的拔罐方法有哪些?

3. 简述刮痧的禁忌证。

4. 穴位注射有哪些注意事项?

5. 简述耳穴贴压的操作方法。

(戴奕爽　徐智广)

第二章 中医推拿护理

学习目标

1. 掌握常用推拿手法、小儿推拿的基本手法、穴位按摩的操作方法及小儿推拿特定穴位。
2. 熟悉推拿介质的选择,穴位按摩法的评估、护理评价及注意事项。
3. 了解推拿介质的种类及作用、小儿推拿常用复式操作手法的动作要领和适应范围、穴位按摩的操作前准备。
4. 学会常用推拿手法的临床应用。
5. 具有与患者换位思考的意识和良好的沟通能力,尊重患者、关注患者的感受。

推拿也称按摩,是一种古老的非药物治疗方法,其起源可追溯至远古时期。人类在同自然界各种环境及不利因素作斗争的过程中,通过长期生活实践,逐渐发现用手按抚体表部位可使疼痛缓解或消失,从而认识到按摩的特殊治疗作用,并在不断的实践过程中形成了这一独特的疗法。推拿既是医疗技术,也是护理技术,如运用得当,可获得较好的效果。推拿可分为成人推拿和小儿推拿两类。

第一节 推 拿 介 质

导入情景

男孩,1 岁。因玩耍时腹部受凉,出现腹部不适、腹泻,夜间 3 次,白天 3 次,大便稀溏,无哭闹,无发热,饮食正常,精神状态尚好。医生诊断为"腹泻",处以腹部推拿治疗。

工作任务

1. 熟悉常用推拿介质的作用。
2. 根据患儿病情选择适宜的推拿介质。

一、常用推拿介质的种类及作用

推拿时,为了减少对皮肤的摩擦损伤,或者为了借助某些药物的辅助作用提高疗效,可在推拿部位的皮肤上涂些液体、膏剂,或洒些粉末,这种液体、膏剂、或粉末统称为推拿介质,也称推拿递质。

1. 滑石粉　即医用滑石粉,有润滑皮肤的作用。一般在夏季常用,适用于各种病症,是临床最常用的一种介质,小儿推拿中应用最多。

2. 爽身粉　即市售爽身粉,具有润滑皮肤和吸水作用。

3. 白酒　即食用白酒,适用于成人推拿,具有活血祛风、通经活络作用。对发热患者具有降温作用。一般用于急性扭挫伤。

4. 红花油　由冬青油、红花、薄荷脑配制而成,具有消肿止痛等作用。常用于急性或慢性软组织损伤。

5. 外用药酒　取当归尾 30g、乳香 20g、没药 20g、血竭 10g、马钱子 20g、广木香 10g、生地黄 10g、桂枝 30g、川乌 20g、草乌 20g、冰片 1g,浸泡于 1.5kg 高浓度白酒中,两周后使用,有行气活血、化瘀通络的功效。适用于骨和软骨退行性病症。

6. 葱姜汁、冬青膏、蛋清等。

推拿常用的介质(拓展阅读)

二、推拿介质的选择

(一) 辨证选择

1. 寒证　用具有温热散寒作用的介质,如葱姜汁、冬青膏、白酒等。

2. 热证　用具有清凉退热作用的介质,如薄荷水、凉水、医用酒精等。

3. 虚证　用具有滋补作用的介质,如药酒等。

4. 实证　用具有清泻作用的介质,如蛋清、红花油、木香水等。

5. 其他证型　可用一些中性介质,如滑石粉、爽身粉等。

(二) 辨病选择

膏摩(拓展阅读)

> 📌 **考点提示:** 小儿发热推拿介质的选择

1. 软组织损伤　选用活血化瘀、消肿止痛、透热性强的介质,如红花油、冬青膏等。

2. 小儿发热　选用清热、散热性能较强的凉水、医用酒精、薄荷水、蛋清等。

3. 小儿消化不良　选用润滑的蛋清、凉水、爽身粉等。

第二节　常用推拿手法

📖 导入情景

王先生,49 岁。20 天前因劳累致腰部疼痛,活动受限,卧床休息后疼痛缓减。此后每遇活动劳累或刮风下雨、气温骤降等,症状加重,无腿部疼痛及下肢肌肉无力等症状,自己贴腰痛宁效果较差,遂到医院就诊。CT 示:"L_4~L_5 椎间盘突出",处以推拿治疗。

工作任务

1. 告知患者推拿过程中的注意事项。

2. 选择合适手法对患者实施推拿治疗。

推拿手法是指用手或肢体的其他部分,按照手法的技术要求和规范化动作,在患者身体某些部位和穴位处进行推、拿、捏、揉等操作,达到治疗和预防保健作用的方法。推拿手法总的要求是:持久、有力、均匀、柔和,从而达到"渗透"。由于治疗的需要,推拿手法在长期的发展过程中形成了众多的种类,常用的有以下几种。

一、推法

考点提示:常用推拿手法的动作要领及适应证

以指、掌、拳或肘部着力于体表一定部位或穴位上,做单方向的直线或弧形推动,称为推法。成人推法以单方向直线推为主,又称平推法(图 2-1)。

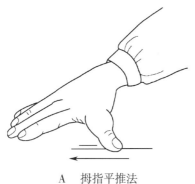

A　拇指平推法　　　　　　　　　　　　B　掌推法

C　拳推法　　　　　　　　　　　　D　肘推法

图 2-1　推法

1. 动作要领　推时用力要稳,速度宜慢,着力部位要紧贴皮肤。

2. 适应范围　本法有四种不同的具体推法,因接触面有大有小,故刺激量也有大小之别,临床上可根据不同部位选择不同推法,常用于肢体肌肉酸痛、麻木等疾病。

二、拿法

拿法是用拇指与其余四指螺纹面为着力点,相对用力,提拿一定的穴位或部位,进行一紧一松拿捏动作的一种手法(图 2-2)。

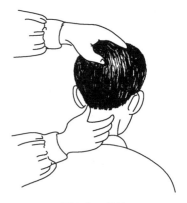

图 2-2　拿法

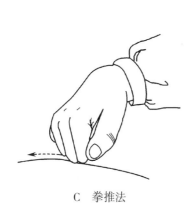

1. 动作要领 动作和缓而有连贯性,用力要由轻到重,不可突然用力。

2. 适应范围 本法刺激量较大,常与其他手法配合用于颈项、肩部和四肢等部位。有祛风散寒、开窍止痛、缓解肌肉痉挛等作用。

三、按法

以指或掌按压一定部位或穴位,逐渐用力,按而留之的一种手法,称按法。用拇指端或指腹按压体表称指按法;用单掌或双掌,或两掌重叠按压体表称掌按法(图2-3)。

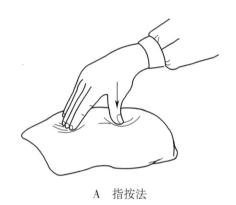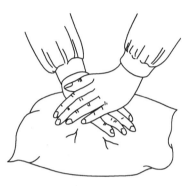

A 指按法　　　　　　　　　　　　　　　　　B 掌按法

图2-3 按法

1. 动作要领 用拇指按压时要握拳,拇指伸直,用指端或螺纹面按压。着力部位要紧贴体表,不可移动。用力要由轻到重,不可用暴力猛然按压。

2. 适应范围 指按法接触面小,适用于全身各部穴位;掌按法接触面较大,适于腰背和腹部。胃脘痛、头痛、肢体酸痛、麻木等病症可施用本法。

四、摩法

用手掌掌面或示指、中指、无名指、小指螺纹面附着于一定部位或穴位上,以腕关节同前臂做环形有节律的抚摩动作,称摩法(图2-4)。

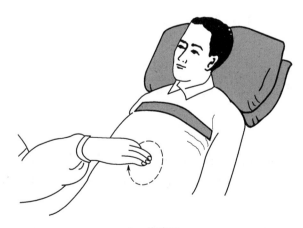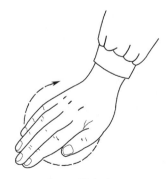

A 指摩法　　　　　　　　　　　　　　　　　B 掌摩法

图2-4 摩法

21

1. 动作要领 肘关节微屈,腕关节放松,指掌自然伸直。指掌着力部分要随着腕关节同前臂连续做环转运动。用力适度,不带动皮下组织,动作和缓协调。摩法频率慢速法每分钟 30~60 次,快速法 100~300 次。

2. 适应范围 该法轻柔缓和,刺激量较小,是胸腹、胁肋部的常用手法之一。脘腹疼痛、食积胀满等疾病可用此法。

五、揉法

用手掌大鱼际、掌根或手指螺纹面部分着力,吸定于一定的穴位或部位,做轻柔缓和的回旋揉动,称揉法(图 2-5)。

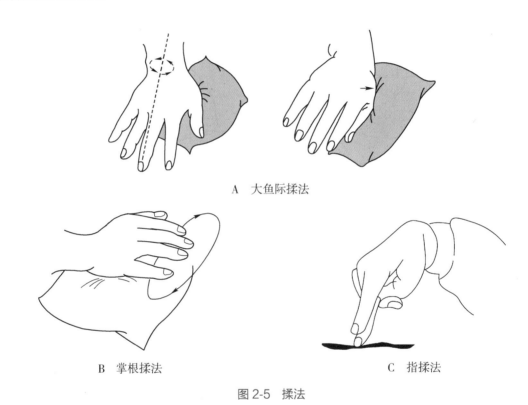

A 大鱼际揉法

B 掌根揉法

C 指揉法

图 2-5 揉法

1. 动作要领 手腕需放松,前臂摆动,用力适度,幅度可逐渐扩大,并带动皮下组织。揉法频率 100~160 次 /min。

2. 适应范围 本法具有轻柔缓和的特点,适用于全身各部。脘腹胀痛、胸闷胁痛、便秘及泄泻等疾病常用本法治疗,也可用于外伤导致的红肿疼痛等疾病。

六、𢬵法

用手背近小指侧部分或小指、无名指和中指的掌指关节部位着力于一定部位或穴位上,通过前臂的旋转摆动,连同腕关节做屈伸外旋的连续动作,使产生的力连续地作用于治疗部位上,称𢬵法(图 2-6)。

1. 动作要领 拇指自然伸直,其余四指自然屈曲,无名指与小指的掌指关节屈曲约呈 90°,手背沿掌横弓排列呈弧面,以小指掌指关节背侧吸附于体表施术部位上,动作是𢬵动而不是拖动、摆动或跳动。操作时压力、频率、摆动幅度要均匀,动作要协调而且有节律。𢬵法的频率为 120~160 次 /min。

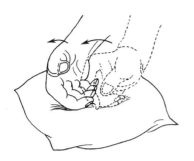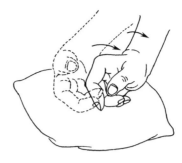

图 2-6　擦法

擦法（视频）

2. 适应范围　该手法的接触面较大，压力也较强，常用于肩背、腰臀及四肢肌肉较丰厚的部位。风湿酸痛、麻木不仁、肢体瘫痪、运动功能障碍等疾病适合用本手法治疗。

七、搓法

用双手掌面对置夹住治疗部位，在对称用力快速搓揉的同时上下往返移动。搓法可分为搓摩法、搓转法、搓揉法。搓摩法是双手掌对称用力，做前后环转搓摩运动；搓转法是双手掌对称用力前后搓动，并使肢体随之转动；搓揉法是双手掌对称用力做搓揉动作。

1. 动作要领　操作时双手用力要对称，搓动要快，移动要慢。

2. 适应范围　该手法具有调和气血、疏通经络的功效，常用于治疗腰腿、肩背、四肢酸痛麻木等症，以上肢最为常用，也常作为辅助性结束手法应用。搓法用于肩部及上肢酸痛、活动不利时，常与抖法配合应用。

八、捏法

用拇指与示指、中指或用拇指与其余四指螺纹面着力，做对称性用力挤捏、提捻刺激的一种手法。捏法可分为三指捏法和五指捏法。

1. 动作要领　三指捏法是用拇指与示指、中指夹住肢体，相对用力挤压；五指捏法是用拇指与其余四指夹住肢体，相对用力挤压。操作时用力要均匀、有节奏，挤压动作要循序而行。

2. 适应范围　该手法具有疏通经络、行气活血功效，适用于头部、颈项部、四肢及背部，捏法常配合拿法，组成捏拿法，用于治疗肢体、局部疼痛。捏法用于背脊部，称为捏脊法，用于治疗食欲减退、消化不良、腹泻、失眠及小儿疳积等症。

📖 **知识链接**

一指禅偏锋推法，以拇指偏锋着力，拇指自然伸直并内收，余指掌指部伸直，腕关节微屈，以腕关节悬屈，运用腕间的摆动带动拇指关节的屈伸活动，唯其腕部摆动幅度较小，有时仅为旋动。

一指禅屈指推法，拇指屈曲，拇指端顶于示指桡侧缘或螺纹面压在示指的指背上，余指握拳。以拇指指间关节桡侧或背侧着力于施术部位或穴位上。其运动过程同上。

第三节 小儿推拿

导入情景

牛牛,男,2岁。咳嗽2天,早晚咳甚,鼻塞,流清涕,喉中有痰声,不发热,无汗,不喜饮水,纳差,二便正常,舌苔薄白,指纹色淡红。诊断为"咳嗽",处以推拿治疗。

工作任务

1. 告知牛牛家长在推拿中应注意的问题。

2. 为牛牛选择适宜的手法进行推拿护理。

小儿推拿是推拿学的重要组成部分,但与成人推拿有着许多不同之处。其手法的要求是轻快、柔和、平稳、着实。

一、小儿推拿的基本手法

> 考点提示:小儿推拿基本手法的动作要领及适应证

(一) 推法

以拇指或示、中指的螺纹面着力,附着在患儿体表一定的穴位或部位上,做单方向的直线或环旋移动,称为推法。

1. 动作要领

(1)直推法:用拇指桡侧缘或螺纹面,或示指、中二指螺纹面贴在穴位上,做由此到彼的单方向直线移动称直推法(图2-7-A)。

(2)旋推法:用拇指螺纹面贴在穴位上做环旋移动称旋推法(图2-7-B)。

(3)分推法:用双手拇指桡侧缘或螺纹面,或示指、中二指螺纹面贴在穴位上做由穴位中央向两侧的分向推动称分推法(图2-7-C)。

2. 适应范围 推法主要用于面状、线状穴位上,均需应用介质。推法在操作时一般力度较轻,推动时不带动皮下组织。在某些穴位上,操作的方向与补泻有关。直推法适用于小儿推拿特定穴中的线状穴位,多用于头面、四肢、脊柱部;旋推法主要用于面状穴位;分推法运用于头面、胸腹、腕掌等部位。

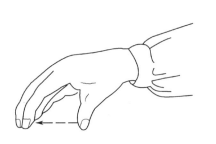

A 直推法

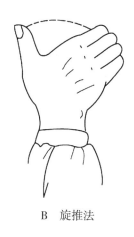

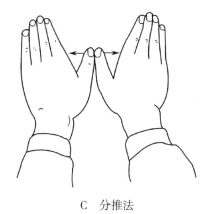

B 旋推法   C 分推法

图 2-7 推法

（二）揉法

用拇指或中指指端、或掌根、或大鱼际吸定于穴位上，以腕关节回旋活动、或以腕关节和掌指关节屈伸旋转为主动，带动前臂做旋转活动，称揉法（图 2-8）。

1. 动作要领　以拇指或中指的螺纹面，或示指、中指、无名指螺纹面着力，吸定于治疗部位或穴位上，手臂不离开接触的皮肤，做轻柔和缓的小幅度、顺时针或逆时针的环旋揉动，带动该处的皮下组织一起揉动。

2. 适应范围　指揉法多用于点状穴位；掌根揉和大鱼际揉多用于脘腹部，所用力度要比推法稍大。揉法的操作频率为 100~120 次 /min。

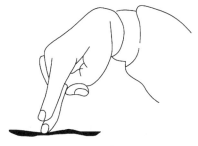

图 2-8 揉法

（三）摩法

用示指、中指、无名指及小指螺纹面或掌心贴在穴位上，以腕关节屈伸旋转为主动，连同前臂做顺时针或逆时针方向的环旋抚摩动作称摩法。

1. 动作要领

（1）指摩法：示指、中指、无名指、小指四指并拢，指掌关节自然伸直，腕部微悬屈，以螺纹面着力，附着在患儿体表一定的部位或穴位上，前臂主动运动，带动腕关节做顺时针或逆时针方向的环形摩动。

（2）掌摩法：指掌自然伸直，腕关节微背伸，用掌面着力，附着在患儿体表一定部位上，腕关节放松，前臂主动运动，带动腕关节做顺时针或逆时针方向的环形摩动。

2. 适应范围　主要用于腹部，能调理胃肠功能。若顺时针作用于腹部有通腹作用；若逆时针作用于腹部有涩肠作用。

（四）运法

用拇指、或中指指端、或螺纹面贴在穴位上做由此往彼的环形或弧形移动称运法（图 2-9）。

1. 动作要领　术者一手托握住患儿手臂，使被操作的部位或穴位平坦向上，另一手以拇指或示指、中指的指端或螺纹面着力，轻附着在治疗部位或穴位上，做由此穴向彼穴的弧形运动，或在穴周做周而复始的环形运动。

2. 适应范围　运法主要用于八卦、太阳等少数穴位上。运法操作时宜轻不宜重，宜缓不宜急，是在体表做旋转摩擦移动，不带动深层肌肉组织。运法的操作频率一般为 80~100 次 /min。

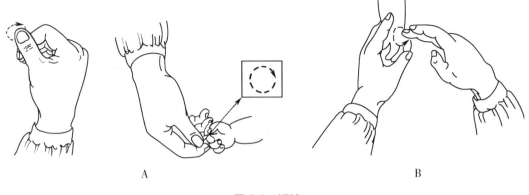

图 2-9 运法

(五) 掐法

用拇指指甲垂直用力重刺激穴位,称掐法(图 2-10)。

1. 动作要领 术者手握空拳,拇指伸直,指腹紧贴在示指中节桡侧缘,以拇指端着力,吸定在患儿的穴位或部位上,逐渐用力进行切掐。

2. 适应范围 疏通经络,可用于急救、止痛、肢体麻木、腱鞘囊肿等。

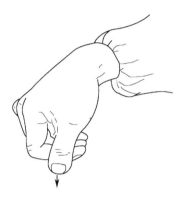

图 2-10 掐法

(六) 捏法

以拇指与示、中两指或拇指与其余四指的螺纹面对称性地夹持住患儿的肌肤或肢体,相对用力挤压,并一紧一松逐渐移动者,称为捏法(图 2-11)。

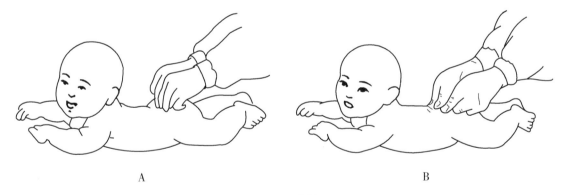

图 2-11 捏法

1. 动作要领

(1)双手示指屈曲,用示指桡侧缘顶住皮肤,拇指前按,两指同时用力提拿皮肤,双手交替捻动向前。

(2)用拇指桡侧缘顶住皮肤,示、中二指前按,三指同时用力提拿皮肤,双手交替捻动向前。

2. 适应范围 本法能很好地调节脏腑的生理功能,特别是对胃肠功能有很好的调节作用。捏法作用于背部督脉或两旁夹脊穴则称为捏脊,该法不仅用于儿童,而且也可用于成人,对消化不良、厌食疗效确切。捏脊方向为自下而上,一般捏 3~5 遍,以皮肤微微发红为度。

二、几种常用的小儿复式操作手法

(一) 黄蜂入洞法

1. 动作要领　以一手轻扶患儿头部,使其相对固定,另一手示、中指的指端着力,紧贴在患儿两鼻孔下缘处,以腕关节为主动,带动着力部做反复揉动 50~100 次(图 2-12)。

2. 适应范围　具有发汗之功效,主治发热无汗。

(二) 水底捞月

1. 动作要领　用冷水滴入患儿掌心,医生用拇指自患儿小指尖旋推至内劳宫,边推边吹凉气(图 2-13)。

2. 适应范围　具有大凉之功效,主治发热。

历史上的"黄蜂入洞"
(拓展阅读)

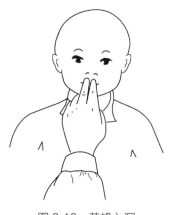

图 2-12　黄蜂入洞

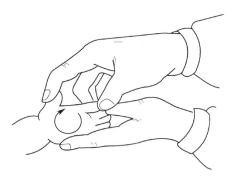

图 2-13　水底捞月

(三) 打马过天河

1. 动作要领　操作者先运内劳宫,然后用左手拿患儿手指,用右手示、中二指沿天河打至肘部数次(图 2-14)。

2. 适应范围　具有清凉、通经、行气之功效,主治恶寒发热、麻木。

(四) 大推天河水

1. 动作要领　医生用拇指指端蘸冷水由腕横纹沿前臂内侧正中线直推至肘横纹,反复数次(图 2-15)。

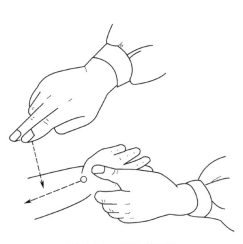

图 2-14　打马过天河

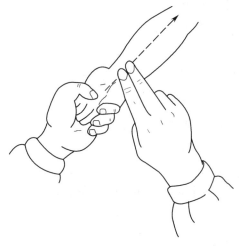

图 2-15　大推天河水

2. 适应范围　具有大凉之作用,主治发热。

(五) 运土入水、运水入土

1. 动作要领　运土入水,医生用拇指桡侧缘,自患儿大指端脾土(脾经)沿患儿掌根运向小指端肾水(肾经);运水入土,医生用拇指桡侧缘自患儿小指端肾水(肾经)沿掌根运向大指端脾土(脾经)(图2-16、图2-17)。

2. 适应范围　运土入水,具有滋肾之功效,主治腹泻;运水入土,具有健脾之功效,主治痢疾。

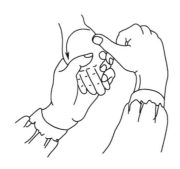

图 2-16　运土入水

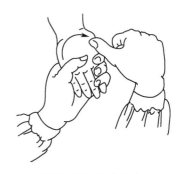

图 2-17　运水入土

三、小儿推拿特定穴位

腧穴是临床上治疗疾病的关键所在。小儿推拿的穴位不仅有经穴、经外奇穴、经验穴等,还有部分穴位是推拿学所特有的,称为特定穴。这些特定穴呈点、线、面分布。

考点提示:小儿推拿的特定穴有哪些

1. 天门

定位:两眉中间直上,至前发际成一直线。

操作:两拇指交替推至发际。

次数:30~50次。

作用:发汗解表。用于感冒或发热初起。

2. 坎宫

定位:自眉头起沿眉弓至眉梢成一横线。

操作:两拇指自眉头向眉梢分推。

次数:30~50次。

作用:发汗解表,止头痛。

3. 太阳

定位:在眉梢与目外眦连线中点,向后约一寸凹陷处。

操作:揉法或运法。

次数:30~50次。

作用:发汗解表,清热明目。

4. 山根

定位:两目内眦中间,鼻梁上低凹处。

操作:掐法。

次数:3~5次。

作用:开关通窍,醒目定神。

5. 耳后高骨

定位:乳突后缘高骨下凹陷中。

操作:揉法、掐法、拿法、运法。

次数:30~50次。

作用:发汗解表。

6. 天柱骨

定位:颈后发际正中至大椎穴成一直线。

操作:示、中二指螺纹面自上向下直推。

次数:100~500次。

作用:降逆止呕,祛风散寒。

7. 脾经

定位:拇指桡侧缘赤白肉际,自指尖至指间关节横纹成一条直线。

操作:推法,向心推为补脾经,离心推为清脾经。

次数:100~500次。

作用:调和脾胃,用于呕吐、厌食、腹泻等消化系统疾病。

8. 肝经

定位:示指掌面末节螺纹面。

操作:推法,自示指掌面末节指纹向指尖推为清肝经,反之为补肝经。

次数:100~500次。

作用:镇惊安神。用于惊风、烦躁等。

9. 心经

定位:中指掌面末节螺纹面。

操作:推法,自中指指掌面末节指纹向指尖推为清心经,反之为补心经。

次数:100~500次。

作用:清热退心火。用于口舌生疮、小便赤涩。

10. 肺经

定位:无名指掌面末节螺纹面。

操作:推法,自无名指指掌面末节指纹向指尖推清肺经,反之为补肺经。

次数:100~500次。

作用:清肺经可宣肺清热、疏风解表,用于治疗咳嗽等;补肺经可补益肺气,用于治疗久咳、自汗、面白等。

11. 肾经

定位:小指掌面末节螺纹面。

操作:推法,自小指掌面末节指纹向指尖推为清肾经,反之为补肾经。

次数:200~500次。

作用:补肾。用于先天不足。

12. 大肠

定位:示指桡侧缘,指尖至虎口成一直线。

操作:推法,自指根推向指尖为清大肠,反之为补大肠。

次数:100~500 次。

作用:清大肠治疗便秘等实证。补大肠用于腹泻等虚证。

13. 小肠

定位:小指尺侧缘,自指尖至指根成一直线。

操作:推法,自指根推向指尖为清小肠,反之为补小肠。

次数:100~500 次。

作用:清利下焦湿热。

14. 四横纹

定位:手掌面,第二至五指第一指间关节之横纹。

操作:掐法,推法。

次数:掐 10 次,推 100~300 次。

作用:消食导滞。

15. 掌小横纹

定位:掌面,小指根下,尺侧掌纹头。

操作:揉法。

次数:100~500 次。

作用:清热化痰。

16. 肾顶

定位:小指顶端。

操作:揉法。

次数:100~500 次

作用:固表敛汗,为止汗要穴。

17. 内劳宫

定位:掌心中,屈指时中指与无名指之间中点。

操作:掐揉。

次数:揉 100~500 次,掐 5~10 次。

作用:清热除烦,退虚热。

18. 小天心(鱼际交)

定位:在掌根,大小鱼际交接凹陷中。

操作:揉、掐、捣法。

次数:100 次。

作用:清心、肝热,用于小便赤涩、口舌生疮、惊风夜啼、目斜视等。

19. 八卦(内八卦)

定位:以手掌中心为圆心,圆心至中指根约 2/3 处为半径的一圆圈。

操作:运法。

次数:100~500 次。

作用:顺运八卦可增加胃肠蠕动,逆运八卦可降气平喘。

20. 板门

定位:大鱼际平面。

运内八卦(拓展阅读)

操作:揉法,推法。

次数:100~500 次。

作用:揉板门可消食导滞,横纹推向板门可降逆止呕,板门推向横纹可止泻。

21. 胃经

定位:大鱼际桡侧赤白肉际。

操作:推法,自掌根推向拇指根为清胃经。

次数:100~500 次。

作用:清脾胃湿热,消食积,降逆止呕。

22. 运土入水　运水入土

定位:手掌面,大指指根至小指根,沿手掌边缘成一弧线。

操作:以拇指自脾经沿手掌边缘,经小天心推运至小指端,称运土入水,反之称运水入土。

次数:100~300 次。

作用:运土入水清脾胃湿热,利尿止泻。运水入土助运化,治疗痢疾。

23. 大横纹

定位:仰掌,掌后横纹。近拇指侧为阳池;近小指侧为阴池。

操作:分推法。

次数:100~300 次。

作用:平衡阴阳,协调寒热。

24. 五指节

定位:手掌面第一至第五指第一指间关节横纹处。

操作:掐法。

次数:5~10 次。

作用:安神镇惊,祛风痰,通官窍。

25. 二扇门

位置:手背中指根两侧凹陷中。

操作:掐揉。

次数:100 次。

作用:发汗透表。

26. 外劳宫

位置:手背,与内劳宫相对处。

操作:揉法。

次数:100~500 次。

作用:温补脾阳,用于一切寒证及腹泻、疝气、遗尿等。

27. 威灵

定位:手背,第二、三掌骨交缝处。

操作:掐揉法。

次数:5~10 次。

作用:开窍醒神。主要用于惊风昏迷。

28. 精宁

定位:手背,第四、五掌骨歧缝间。

操作:掐揉法。

次数:100~500 次。

作用:行气、破结、化痰。

29. 二马(二人上马、上马)

定位:手背,第四、五掌骨小头后凹陷中。

操作:掐揉法。

次数:100~500 次。

作用:补肾滋阴、利水通淋,主治小便短赤、久咳肺虚等。对肺内干性啰音有一定效果。

30. 一窝风

定位:手背,腕横纹中央凹陷中。

操作:揉法。

次数:100~300 次。

作用:温中行气,发散风寒,通经络,利关节。

31. 膊阳池(支沟)

定位:手背,一窝风后 3 寸处。

操作:揉法。

次数:100~500 次。

作用:通大便,利小便,止头痛。

32. 三关

定位:前臂桡侧,腕横纹至肘横纹成一直线。

操作:推法,用拇指桡侧面或示、中指螺纹面自腕推向肘称推三关。

次数:100~500 次。

作用:温阳散寒,益气活血。主治一切虚寒症。

33. 天河水

定位:前臂内侧正中,腕横纹至肘横纹成一直线。

操作:推法,用食、中二指螺纹面自腕推向肘,称清(推)天河水。

次数:100~500 次。

作用:清热,清心火。用于一切热症。

34. 六腑

定位:前臂尺侧,自肘横纹至腕横纹成一直线。

操作:推法,用拇指螺纹面或示、中二指螺纹面自肘横纹推向腕横纹为退六腑。

次数:100~500 次。

作用:清热,凉血,解毒。本穴可与推三关配合使用。

35. 天突

定位:胸骨切迹上缘,凹陷正中。

操作:勾揉法。

次数:100 次。

作用:止咳平喘。

36. 膻中

定位:前正中线,平第4肋间,两乳头连线的中点。

操作:揉法,分推法。

次数:100~300次。

作用:宽胸理气,宣肺止咳。

37. 乳根

定位:第5肋间,乳头直下0.2寸。

操作:揉法。

次数:100~300次。

作用:化痰止咳。

38. 乳旁

定位:乳头外侧0.2寸。

操作:揉法。

次数:100~300次。

作用:化痰止咳。

39. 中脘

定位:脐上4寸,胸剑联合与脐连线中点。

操作:揉法。

次数:100~500次。

作用:健脾消食。

40. 腹

定位:全腹。

操作:摩法,揉法,分推腹阴阳。

次数:100~300次,5分钟。

作用:分推腹阴阳可消食、理气、降气,主治腹胀。摩腹、揉腹可健脾和胃、理气消食。为小儿保健要穴。

41. 脐(神阙)

定位:脐中。

操作:揉法,捏挤法。

次数:100~300次。

作用:温阳散寒,健脾和胃。

42. 天枢

定位:脐旁2寸,左右各一。

操作:揉法。

次数:100~300次。

作用:调理脾胃、疏调肠腑、理气行滞、消食。

43. 肚角

定位:脐下2寸,旁开2寸。

操作:拿法。

次数:5~10 次。

作用:消食、理气、止痛。

44. 脊柱

定位:后正中线大椎至长强成一直线。

操作:推法,捏法。

次数:推 100~300 次,捏 3~10 次。

作用:推脊泻热。捏脊是小儿保健常用主要手法之一,临床上多用于治疗先、后天不足的一些慢性疾病。

45. 七节骨

定位:后正中线第 4 腰椎至尾骨端成一直线。

操作:推法。

次数:100~300 次。

作用:推上七节能止泻,推下七节能通便。

46. 龟尾

定位:尾椎骨端。

操作:揉法。

次数:100~300 次。

作用:调理大肠,能止泻,也能通便。

47. 箕门

定位:大腿内侧,膝盖上缘至腹股沟成一直线。

操作:推法。

次数:100~500 次。

作用:利尿清热,有利小便以实大便的功效。

小儿推拿的流程要点(拓展阅读)

微课堂:小儿功能性消化不良的推拿治疗(微课)

> 📖 **知识链接**
>
> 开天门、推坎宫、运太阳三者均具有发汗解表、止头痛的作用,但开天门发汗力强;推坎宫长于醒神、止头痛,且能明目;运太阳能固表,善止头痛而明目。

> 📖 **临床应用**
>
> 张某,男,6 个月,腹泻。2018 年 5 月 2 日初诊。患儿腹泻 14 天就诊。腹胀、腹泻每日 4~5 次,不时排气,排气时有黄色稀便排出,气味酸腐、恶臭,夹杂不消化乳食。拒食母乳,辅食未加,体温正常,夜间睡眠不安,患儿烦躁、哭闹、拒绝碰触。家人述先后服用"妈咪爱""布拉酵母菌"等治疗,腹泻次数由每日 7~8 次减少为 4~5 次,余症未见明显缓解。
>
> 查体:患儿腹胀,面色黄,头发干枯无光泽,唇红,脉数有力,指纹紫红现于气关,舌红苔白厚,舌根苔黄。
>
> 诊断:伤食腹泻。

治则:健脾清肺,通腑泄热。

治法如下:

揉腹,顺时针,100次/min,5分钟;大推天河水,500次;退六腑,300~400次;揉龟尾,100次;上推七节骨,100次;捏脊,自下而上,9次。

5月3日复诊,家人述昨日治疗后,患儿排出大量酸腐味大便,后未见腹泻,患儿要求哺乳,睡眠安稳。查体:舌红,苔较前日略薄,腹胀减轻。再行推拿一次,手法如前。嘱患者,本次治疗后未见腹泻可不再复诊。

5月5日电话随访,家人述3日未见腹泻,4日大便一次,已基本无稀便。患儿食欲佳,夜间睡眠安稳。嘱其近几日少食多餐,忌食生冷,注意腹部保暖。

第四节　穴位按摩法

📖 导入情景

李女士,51岁,工人。自述清晨起床后感觉脖子僵硬疼痛,不能左右转动。经医生诊断为落枕。处以按摩天宗穴,拿肩井穴,点按风池、风府、合谷、外关等穴治疗。

工作任务

1. 根据治疗部位为李女士选择合适的体位。

2. 正确实施穴位按摩治疗。

一、概述

穴位按摩又称指针疗法、指压推拿,是以中医基本理论为指导,以手指点、按、压、掐人体穴位为主要治疗手段,通过疏通经络、调整机体抗病能力,达到防病治病、保健强身目的的一种技术操作。

二、评估

1. 病室温暖、环境适宜。

2. 当前主要症状、既往史及药物过敏史。

3. 患者体质及按摩部位皮肤情况。

4. 对疼痛的感知觉。

5. 当前心理状况及合作程度。

三、操作前准备

1. 物品准备　治疗巾、大毛巾、推拿介质。

2. 治疗环境准备　室内光线、温湿度适宜,室内备温度计,以便监测室内温度变化并加以调节,必要时备屏风,充分保护患者隐私。

穴位按摩的适应证和禁忌证(拓展阅读)

月经不调的穴位按摩(视频)

3. 术者准备　修剪指甲,穿工作服,仪表大方,鞋帽整洁,洗手,戴口罩,核对医嘱。

4. 患者准备　取合理体位,充分暴露按摩部位,注意保暖。

四、操作方法

考点提示:穴位按摩的操作

1. 将用物携至患者床前,再次核对姓名、医嘱,结合患者的具体情况做好告知及解释工作,尤其要重点告知患者按摩过程中的酸麻肿胀感是正常得气的反应。

2. 使患者体位舒适合理,暴露按摩部位,注意保暖。

3. 再次核对穴位,明确按摩部位。

4. 根据患者的症状、发病部位、年龄及耐受性,选用适宜的手法和刺激强度进行按摩。

5. 观察患者的一般情况,如对取穴、手法的反应,若有不适,及时停止。

6. 按摩结束后,清洁局部皮肤,注意为患者保暖。

7. 整理床单,合理安排体位;清理用物,洗手。

8. 记录穴位按摩的手法、按摩时间、按摩部位及患者感受等情况,并签名。

五、护理评价

1. 患者能理解治疗目的并积极配合操作。

2. 局部皮肤有无破损。

3. 患者感觉温暖、舒适,病情好转,对操作满意,达到治疗、护理目的。

六、注意事项

1. 肿瘤或感染者禁用,妇女经期腰腹部慎用,妊娠期腰腹部禁用。

2. 操作前要修剪指甲,以免损伤患者皮肤。

3. 操作时用力要均匀、柔和、持久,禁用暴力。

4. 保持诊室内空气新鲜,温度适宜。

5. 在腰腹部施术前,应先嘱患者排尿。

扫一扫,
看总结

扫一扫,
测一测

思考与练习

1. 成人推拿手法中"揉"法与"摩"法在操作要领方面有什么区别?

2. 简述"拿"法的动作要领。

3. 简述小儿推拿手法中"捏"法的动作要领。

4. 小儿推拿中心经、肝经、脾经、肺经、肾经穴如何定位?

5. 穴位按摩法的注意事项有哪些?

(才晓茹　王　欣)

第三章　中医中药护理

学习目标

1. 掌握常用中医中药护理的操作方法。

2. 熟悉常用中医中药护理的评估、操作前准备、注意事项。

3. 了解中医中药护理的概念及护理评价。

4. 学会用整体观念和辨证施护的理念对患者实施中医中药护理。

5. 具有用中医中药护理方法为患者提供服务的能力,工作中要有同情心,要关心、尊重每一位患者。

中医中药护理是在中医整体观念和辨证施护理念指导下,利用中药的治疗、保健功能,对患者及老、弱、幼、残等人群所实施的传统护理技术,具有预防、康复和保健作用。

第一节　药　熨　法

导入情景

李大妈,56岁。年轻时因工作原因,经常不能按时进餐,出现胃脘隐痛,后经治疗有所缓解。近年来常常感觉精神疲倦,腹部怕冷,不想吃饭。近日午睡时腹部受凉,出现腹胀不适、肠鸣、泛吐清水、大便稀溏等症,口不干渴,小便清,舌苔白润,脉沉缓。口服诺氟沙星、附子理中丸等药有所缓解,但稍不注意症状又会加重。诊断为"泄泻",处以药熨法治疗。

工作任务

1. 对李大妈进行护理评估。

2. 正确实施药熨法。

【概述】

中医药熨法是将药物用食醋或白酒搅拌后炒热装入布袋中,在人体患处或某个穴位上来回滚熨的一种中医外治方法。

> 🔖 **考点提示**:药熨的作用及适应证

37

该法可使药力和热力同时自体表毛窍透入经络、血脉,起到温经通络、行气活血、散寒止痛、祛瘀消肿的作用。

药熨法根据所用药物的剂型不同分为药散熨法、药饼熨法、药膏熨法等,具有简、便、廉、验、捷等特点,主要用于跌打损伤导致的局部瘀血、肿痛,扭伤导致的腰背不适、行动不便,风湿痹证导致的关节冷痛、麻木、酸重及脾胃虚寒导致的胃脘疼痛、腹冷泄泻、呕吐等疾病的治疗与护理。

> **📙 知识链接**
>
> 1. 药散熨法　将选定的药物碾成粗末(鲜品捣烂),放入锅内文火煸炒至烫手,取出装入布袋熨烫局部;或先装入布袋,旺火蒸热取出,趁热把药包放在治疗部位上熨烫;或将药物研成细末,用布包裹或直接将药末撒于穴位或患处,用熨斗、热水袋、烫壶或炒热的盐、沙、麦麸布包后热熨。
>
> 2. 药饼熨法　将药研为细末,根据病情选取酒、醋等制成大小厚薄不等的药饼,放于治疗部位,其上覆布,用熨斗、热水袋、水壶、玻璃瓶或将盐、沙、麦麸等炒热,布包后置于药饼上面热熨。
>
> 3. 药膏熨法　将药物研成细末,加入饴糖、黄蜡等赋形剂调成厚薄适度的药膏,在火上烘热,趁热贴于治疗部位;或将药膏涂于治疗部位,再以熨斗、热水袋或炒热的盐、沙、麦麸用布包后置于上面进行烫熨。

【评估】

1. 病室温暖、环境适宜。

2. 当前主要症状、既往史及药物过敏史、女性注意月经期及妊娠期。

3. 药熨部位的皮肤情况。

4. 对温度、疼痛的感知觉。

5. 当前心理状况及合作程度。

【操作前准备】

1. 物品准备　治疗盘、治疗碗、竹铲或竹筷、棉签、纱布、凡士林、双层纱布袋,另备大毛巾、炒锅、电炉、白酒或醋、温度计等。遵照医嘱选择药物,将药物加醋或酒放入锅中混匀,用文火炒至温度 60~70℃后,装入双层布袋,用大毛巾保温(用时 50~60℃)。炒时用竹铲或竹筷翻拌。

2. 治疗环境准备　室内备温度计,调节室温至 24~26℃之间,光线充足,保护患者隐私。

3. 术者准备　修剪指甲,穿工作服,仪表大方,鞋帽整洁,洗手,戴口罩,核对医嘱。

4. 患者准备　排空小便,根据治疗部位选取合适体位,暴露药熨部位,注意保暖。

【操作方法】

1. 将用物携至患者床前,再次核对姓名、医嘱,结合患者的具体情况做好告知及解释工作。

> 👍 考点提示:药熨的操作方法

2. 药熨部位皮肤涂一层凡士林,将药袋放到药熨部位用力来回推熨,力量均匀。开始时用力要轻,速度可稍快;随着药袋温度的降低,力量可增大,同时速度减慢。药袋温度过低时,及时更换药袋。

3. 操作时间为每次 15~30 分钟,每日 1~2 次。

4. 药熨过程中要注意观察局部皮肤,防止烫伤。

5. 药熨后用清洁纱布擦净局部皮肤,协助安置体位。

6. 整理用物,洗手,记录药熨的温度、部位、实施时间及患者感受等情况,并签名。

📖 知识链接

药熨操作常用体位:以患者舒适并能持久为原则。一般熨头面、胸腹部可采用仰卧位,腰背、颈项部可采用俯卧位,肩胁部可采用侧卧位,四肢部可采用坐位。

药熨法操作流程(拓展阅读)

【护理评价】

1. 患者及家属能理解药熨法的目的并配合治疗。

2. 做好保暖工作,药熨体位持久、舒适,无着凉。

3. 温度适宜,无烫伤。

4. 病情减轻,患者对操作满意,达到治疗、护理目的。

5. 患者隐私能得到保护。

【注意事项】

1. 各种实热证或神志不清者禁用;女性患者月经期或妊娠期腹部、腰骶部以及身体大血管处、皮肤破损处、局部无知觉处、癌症肿块处等禁止使用。

🔖 考点提示:药熨的注意事项

2. 治疗室内温度适宜,空气新鲜,注意避风,以免感受风寒。

3. 操作中随时注意患者对热感的反应、局部皮肤变化及熨袋是否破漏,以免烫伤。成年人熨袋温度不宜超过70℃,年老、婴幼儿不宜超过50℃。对患有高血压、心脏疾病的患者,过热易导致病情恶化,熨袋温度也不宜过高。

4. 药熨中熨袋若变冷,应立即更换或加热。

5. 熨烫过程要注意观察患者的情况,如有头晕、心慌或感到局部疼痛,皮肤出现红疹、瘙痒、水疱时,应立即停止操作,并进行适当处理。

📖 临床应用

药熨法治疗风湿性关节炎

张大爷,66 岁。年轻时生活艰辛,常冒雨涉水,辛勤劳作。10 年前出现双膝关节疼痛,揉按并口服阿司匹林、双氯芬酸等药物即可缓解。今年入冬以来,虽然天气寒冷,但是张大爷仍坚持晨练,近期又积极参加社区广场舞表演排练。半月前,张大爷腿痛加重,膝关节部位肿胀,晨起僵硬,活动受限,自服阿司匹林、双氯芬酸未见好转。

根据病情,处以药熨法治疗与护理:取酒糟 50g,生姜 40g,当归、川芎、桃仁、红花各 30g,威灵仙、海风藤、桂枝各 20g,马钱子、生川乌、生草乌各 6g。将生姜捣烂,其他药物研末,炒热后装入布袋,热熨膝部,每日 2 次,每次 20 分钟,10 次为 1 个疗程。2 个疗程后,疼痛减轻,肿胀基本消除,效果明显。

第二节 蜡 疗 法

📖 **导入情景**

王奶奶,62 岁。家住农村,一生辛勤劳作。8 年前下地干活时,不慎跌倒,扭伤腰部,出现腰背疼痛,在当地村诊所治疗并休息后有所缓解。近 3 年腰背疼痛症状逐渐加重,尤其天阴下雨、劳作及长期站立后腰背疼痛难忍,背驼不能直立。诊断为"腰痛",处以刷蜡法治疗。

工作任务

1. 对王奶奶进行护理评估。

2. 正确实施刷蜡疗法。

【概述】

蜡疗法是将加热后的医用石蜡涂抹或贴敷于人体体表部位的一种中医外治方法。通过石蜡的温热作用和冷却时的机械压迫,使施术部位血管扩张、循环加快、细胞通透性增加,达到促进血肿吸收、加速水肿消散、提高新陈代谢、消除炎症、改善皮肤营养的治疗目的。

蜡疗法根据操作方式不同,分为刷蜡法、浸蜡法、蜡饼法等。主要适用于损伤及劳损、腱鞘炎、骨膜炎、关节炎、肩周炎、瘢痕挛缩、循环障碍、外伤手术后遗症、网球肘、肌性斜颈等疾病的治疗与护理。

因蜡疗法操作简单,取材容易,效果明显,越来越受到人们的青睐。为了增强蜡疗的效果,现代不少医家在临床应用中,根据患者病情将不同中药添加至蜡中,经过蜡的透热治疗和药物的渗透作用来提高疗效。

📌 考点提示:蜡疗的作用及适应证

【评估】

1. 病室温暖、环境适宜。

2. 当前主要症状、既往史,是否对蜡过敏等。

3. 蜡疗局部皮肤情况。

4. 对温热、疼痛的耐受程度。

5. 当前心理状况及合作程度。

【操作前准备】

1. 物品准备 电热熔蜡槽、耐高温塑料布、石蜡、胶布、无菌纱布、蜡纸、布单、油布,无菌小刷、无菌钳、镊各 1 把,小棉被或大毛巾、瓷盘、小刀、绷带和大棉垫、温度计、保温器皿、小面盆等。

2. 治疗环境准备 室内备温度计,室温保持在 24~26℃之间,光线充足,保护患者隐私。

3. 术者准备 修剪指甲,穿工作服,仪表大方,鞋帽整洁,洗手,戴口罩,核对医嘱。

4. 患者准备 排空小便,根据治疗部位选择舒适持久的体位,注意保暖。

【操作方法】

1. 将用物携至患者床前,再次核对姓名、医嘱,结合患者的具体情况做好告知及解释工作。

📌 考点提示:蜡疗的操作方法

2. 选择蜡疗法

(1)刷蜡法:将石蜡加热到 55~65℃变为液体,用毛刷蘸取并迅速在治疗部位均匀涂擦几层薄蜡,冷却后凝结成紧缩的软蜡壳,形成导热性低的保护层,保护层外再涂刷 0.5cm 厚的石蜡壳,外面用蜡纸或油布盖好,再用布单和棉被包裹保温。每日或隔日治疗 1 次,每次治疗 30~60 分钟,15 次为 1 个疗程。

(2)浸蜡法:主要用于手、足疾病的治疗。用电热熔蜡槽对蜡加热,使其溶解,当蜡液温度达 55℃左右时倒入保温器皿中,蜡温稳定在 54~56℃时可进行治疗。用温水洗净患病手、足,用毛巾擦干后将指、趾的掌面保持水平浸入蜡液中,动作轻缓。当手、足有温热舒适感时抽出,待表面蜡液稍凝固成蜡壳时再浸入盆内,如此反复浸至蜡壳加厚到 1cm 为止。用棉布单裹在蜡壳外保温,手、足无温热感时剥去蜡壳,放回电热熔蜡槽熔化,下次再用。每日 1~2 次,15 次为 1 个疗程。

(3)蜡饼敷贴法:根据病变部位面积取一大小合适的蜡盘,盘内铺一层胶布,将石蜡加热熔化,倒入盘内,厚 2~3cm,蜡层表面温度降至 50℃左右时,连同胶布一起取出,敷贴在患处,如患者感觉温度适宜,保持 5~10 分钟,若无其他不适情况,则盖上蜡纸或油布,再用布单和棉被包裹保温。每日或隔日 1 次,每次治疗 30~60 分钟,15 次为 1 个疗程。

3. 操作过程中,随时观察患者的局部和全身情况。

4. 操作完毕,置患者于舒适体位,休息 30 分钟。

5. 整理用物,洗手,记录蜡疗的温度、部位、实施时间及患者感受等情况,并签名。

【护理评价】

1. 患者及家属能理解并接受蜡疗。

2. 蜡疗过程中患者体位持久,环境温暖舒适。

3. 温度适宜,无烫伤。

4. 病情减轻,患者对操作满意,达到治疗、护理目的。

5. 患者隐私能得到保护。

【注意事项】

1. 治疗室内温度适宜,空气新鲜,注意避风,以免感受风寒。

2. 操作中随时观察患者,若出现过敏现象应立即停止蜡疗。

考点提示:蜡疗的注意事项

3. 局部皮肤感觉障碍、感染性皮肤病、恶性肿瘤、结核、脑动脉硬化、心肾衰竭、高热、昏迷、化脓性炎症、风湿性关节炎活动期、有出血倾向及出血性疾病、伤口渗出、婴幼儿、孕妇腰腹部禁用本疗法。

4. 蜡疗的温度,要因人因病而异,既要防温度过低影响疗效,又要防温度过高烫伤皮肤。

5. 蜡疗部位每次不宜超过 3 个,时间以 30~60 分钟为宜。

6. 治疗结束后,患者穿衣休息 30 分钟后方可出门,不可过度疲劳,饮食宜清淡。

📖 临床应用

蜡疗法治疗关节损伤

膝关节退行性骨关节病

刘大爷,72 岁,身高 1.78 米,体重 83kg。10 余年前因意外撞伤,导致左侧髌骨轻微骨折,

蜡疗法操作流程(拓展阅读)

蜡疗(视频)

经休息及治疗后愈合。半年前出现左膝关节肿胀、疼痛、僵硬,左下肢酸困、行走无力,活动时加重,揉按及口服止痛药后缓解,但停药后诸症复发。

第三节 中药保留灌肠法

📖 情景导入

王云,男,4岁。幼儿园放假,爸爸妈妈带他去农村看望半年未见面的爷爷、奶奶。午饭时,爷爷奶奶争抢着给王云夹菜,王云一边吃饭一边喝饮料。饭后不久王云叫喊说胃里难受,妈妈给王云灌服乳酸菌片,2小时后症状未见好转,出现腹胀、腹痛、呕吐、发热(体温38.7℃)等症状,小便黄赤、大便干结难排。诊断为"便秘",处以中药保留灌肠法治疗。

工作任务

1. 对王云进行护理评估。

2. 正确实施中药保留灌肠法。

【概述】

中药保留灌肠法是将中药溶液自肛门灌入,保留在直肠或结肠内,通过肠黏膜吸收,达到治疗疾病的一种操作方法。可起到通腑泻热、润肠通便、将邪毒排出体外的作用,具有药量

🔖 考点提示:中药保留灌肠的适应证

少、浓度高、起效快、疗效好的特点,主要用于慢性肾衰竭、慢性结肠炎、慢性盆腔炎、输卵管阻塞、带下病、慢性痢疾、便秘等疾病的治疗和护理。近年来这一传统治疗方法得到广泛应用,疗效显著。

【评估】

1. 病室温暖、环境适宜。

2. 当前主要症状、既往史及药物过敏史,女性患者是否处于妊娠期。

3. 肛周皮肤情况,是否适宜行保留灌肠术,注意排便情况、有无大便失禁。

4. 对温度、疼痛的感知觉。

5. 当前心理状况及合作程度。

【操作前准备】

1. 物品准备 治疗盘、一次性手套、一次性口罩、注洗器、量杯、肛管、橡胶单、治疗巾、小枕、卫生纸、液状石蜡、棉签、消毒液、弯盘、止血钳、水温计等。同时遵照医嘱选择药物,加水1 000ml煎煮至200ml以下,澄清,药液温度保持在38℃。

🔖 考点提示:中药保留灌肠药液的剂量及温度

2. 治疗环境准备 室内备温度计,关闭门窗,调节室温至24~26℃之间,光线充足,保护患者隐私。

3. 术者准备 修剪指甲,穿工作服,仪表大方,鞋帽整洁,洗手,戴口罩,核对医嘱。

4. 患者准备 排空大小便,必要时遵医嘱先行清洁灌肠。根据病情选取合适体位,如病变部位在直肠和乙状结肠取左侧卧位;在回盲肠取右侧卧位。

【操作方法】

1. 将用物携至患者床前,再次核对姓名、医嘱,结合患者的具体情况做好告知及解释工作。

考点提示:中药保留灌肠的操作方法

2. 患者取左侧位双膝屈曲,暴露臀部,用小枕垫高臀部10cm,铺橡胶单和治疗巾于臀下,将弯盘置于臀旁。

3. 用注洗器抽吸药液,连接肛管,润滑肛管前端,排尽管内气体,夹紧止血钳,将肛管轻轻插入肛门,固定肛管,松开止血钳缓慢注入药液(液面距肛门不超过30cm),反复多次,直至灌入合适剂量的药液(不超过200ml),抬高肛管末端,使管内的药液全部流入,灌入温开水5~10ml。夹住肛管,分离注洗器,轻轻拔出肛管放入弯盘,用卫生纸轻轻揉按肛门。

4. 协助患者取舒适卧位,尽量保留药液约1小时以上,以提高疗效。

5. 操作完毕后,脱手套,清理用物,清洁,消毒,整理床单,洗手。

6. 记录灌肠时间、保留时间、患者排便的情况及患者的感受等,并签名。

> 📖 **知识链接**
>
> 中药保留灌肠的药物选择举例:肾衰竭可选取大黄、牡蛎、蒲公英或大黄、莱菔子、甘草煎液灌肠;溃疡性结肠炎可选取蒲公英、金银花、黄柏、赤芍、当归、甘草或五倍子、马齿苋、参三七煎液灌肠;肠梗阻可选取大黄、厚朴、枳实、黄连、槟榔、广木香、橘皮等煎液灌肠。

中药保留灌肠法操作流程(拓展阅读)

【护理评价】

1. 患者及家属能理解中药保留灌肠法的目的并配合治疗。

2. 剂量准确,操作顺利,导管未见脱落。

3. 操作部位局部未见明显异常。

4. 患者感觉温暖舒适,症状好转,效果满意,达到治疗、护理目的。

5. 患者隐私能得到保护。

【注意事项】

1. 肛门、直肠、结肠术后,大便失禁,妊娠、急腹症及消化道出血者禁用。

考点提示:中药保留灌肠的注意事项

2. 操作前嘱患者排空大便,必要时遵医嘱先行清洁灌肠。

3. 药液温度应保持在38℃,过低可使肠蠕动加强,腹痛加剧;过高则导致肠黏膜烫伤或肠管扩张,产生强烈便意,致使药液在肠道内停留时间短、吸收少。

4. 慢性痢疾病变多在直肠与乙状结肠,宜采用左侧卧位,插入深度以15~20cm为宜;溃疡性结肠炎病变多在乙状结肠和降结肠,插入深度以18~25cm为宜;阿米巴痢疾病变部位多在回盲部,应取右侧卧位。

5. 在晚间睡前灌肠,灌肠后不再下床活动。药液灌注完毕后,协助患者取舒适卧位,并尽量保留药液1小时以上,以提高疗效。

6. 操作过程中应询问患者的感受,并嘱患者深呼吸,以减轻便意,延长药液的保留时间。当患者出现脉搏细速、面色苍白、冷汗、剧烈腹痛、心慌等症状时,应立即停止灌肠,并通知医师做好相应处理。

7. 中药保留灌肠后,若患者大便次数增加,需注意观察和保护肛周皮肤,必要时局部涂抹油剂或膏剂。

📖 临床应用

中药保留灌肠法治疗慢性盆腔炎

李女士,43 岁。半年前出现月经周期不定,经量时多时少,间有经期腹痛,按"月经不调"治疗,口服乌鸡白凤丸、逍遥丸等药,疗效不佳。1 个月后出现白带增多现象,伴发热,自测体温为 38℃ 左右,并有腰痛、下腹部隐痛,无畏寒、寒战等症,口服头孢氨苄胶囊、妇科千金片等药有所缓解。患者自感全身乏力,睡眠不佳,饮食少,大便干,小便正常,诊断为慢性盆腔炎。

根据病情,处以中药保留灌肠治疗与护理:取丹参、赤芍、金银花、蒲公英、败酱草、鸡血藤各 30g,桂枝、茯苓各 15g,加水 500ml 浓煎至 150ml 左右,加用普鲁卡因 10ml 灌肠,每日 1 次。5 天后腹痛减轻,体温恢复正常,诸症消失。

第四节　中药离子导入法

📖 导入情景

宋某,女,53 岁。半年前因弯腰负重后出现腰部右侧疼痛,并向右侧大腿后方、小腿外侧放射,咳嗽及喷嚏时疼痛加剧。曾到当地医院就诊,处以推拿、口服西药等治疗,疼痛缓解。但患者不注意卧床休息,且继续弯腰工作,导致病情反复发作。近日搬运重物后,腰痛症状加剧,尤其腰部右侧及右下肢刺痛,痛处拒按,行走不利,遂来院就诊,经 CT 检查确诊为"腰椎间盘突出"。

工作任务

1. 对宋某进行护理评估。

2. 正确实施中药离子导入法。

【概述】

中药离子导入法是利用直流电电场(或低频脉冲电场)的作用,使药物离子经过皮肤或黏膜进入人体,到达组织间隙,直接作用于病变部位的一种中医外治方法。可起到调和气血、疏通经络、软坚散结、缓解疼痛、减轻或消除炎症反应的作用。主要用于风寒湿痹、关节肿痛、骨质增生、急性腰扭伤、盆腔炎、神经痛、神经炎、妇女带下病、不孕不育症等疾病的治疗和护理。

> 🕮 考点提示:中药离子导入的作用及适应证

中药离子导入法疗效显著,操作方便,临床应用十分广泛,深受广大患者和医务工作者的欢迎。

【评估】

1. 当前主要症状、既往史及药物过敏史。

2. 操作部位的皮肤情况。

3. 对温度的感知觉。

4. 当前心理状况及合作程度。

5. 女性患者是否处于妊娠期。

【操作前准备】

1. 物品准备 治疗盘、离子导入治疗机一台、衬垫、治疗碗、纱布、绷带、沙包、塑料薄膜、镊子、卫生纸等,必要时备屏风、毛毯等。并遵照医嘱选择药物,煎汁备用。

2. 治疗环境准备 室内备温度计,关闭门窗,调节室温至 24~26℃之间,光线充足,保护患者隐私。

3. 术者准备 修剪指甲,穿工作服,仪表大方,鞋帽整洁,洗手,戴口罩,核对医嘱。

4. 患者准备 排空小便,根据治疗部位选取合适体位,暴露操作部位,注意保暖。

📖 **知识链接**

中药离子导入法常用药物举例:

1. 治疗风湿痹证、骨质增生的药物:羌活、干姜、威灵仙、防己、乳香、杜仲、草乌、秦艽、川芎、蒲公英、牛膝、桃仁、白芷等。

2. 治疗附件炎的药物:丹参、蒲公英、桃仁、白芷等。

3. 治疗盆腔炎的药物:没药、乳香、红花、桂枝、香附、当归尾、赤芍、白花蛇舌草、血竭、川椒等。

【操作方法】

1. 将用物携至患者床前,再次核对姓名、医嘱,结合患者的具体情况做好告知及解释工作。

🔒 考点提示:中药离子导入的操作方法

2. 用衬垫吸湿药物,拧至不滴水后贴患处,根据导入药物的极性选择电极,带负离子的药物衬垫上放负极板(黑色导线),带正离子的药物衬垫上放正极板(红色导线)。隔上塑料薄膜,用绷带或沙包固定。将离子导入治疗机输出端调至"0"位,接通电源,根据治疗部位和患者的耐受程度缓慢地将电流强度逐渐调大到合适位置,盖毛毯。

3. 成人每次的治疗时间为 15~20 分钟,儿童不宜超过 10 分钟。每日 1 次,10~15 次为 1 个疗程。

4. 随时观察患者反应,防止意外;随时注意电极是否滑脱。

5. 结束时,先将治疗机输出端调至"0"位,然后关闭电源。

6. 拆去绷带、沙包、塑料薄膜和衬垫,擦净皮肤,协助患者穿衣,取舒适体位。

7. 操作完毕后,清理用物,清洗药垫,消毒,整理床单,洗手,记录治疗的时间、部位及患者的耐受程度等情况,并签名。

📖 **知识链接**

中药离子导入法的电流强度:局部电流量小于 40mA,全身电流小于 60mA,小部位、指关节电流量小于 10mA,面部电流量小于 5mA。

中药离子导入法操作流程(拓展阅读)

【护理评价】

1. 患者能理解中药离子导入疗法的治疗目的并积极配合。

2. 敷贴贴附紧密,无脱落。

3. 患者局部皮肤完好,感觉温暖舒适,无灼伤,无过敏。

4. 病情好转,患者对操作满意,达到治疗、护理目的。

5. 患者隐私能得到保护。

【注意事项】

1. 高血压、出血性疾病、活动性结核、严重心功能不全、带有心脏起搏器的患者及孕妇、婴儿、皮肤过敏者禁用。

> 考点提示:中药离子导入的注意事项

2. 遵医嘱选择处方并调节电流强度,治疗过程中询问患者的感受,如有不适,及时调整电流强度。

3. 开始和结束治疗时需将输出端调至"0"位,然后开、关电源。治疗中要注意观察患者的反应和机器的运行情况;电极板的金属部分不能接触皮肤;通电量大小以患者能耐受为宜;不可有刺痛感,以免灼伤皮肤。

4. 多次治疗后,局部皮肤可出现瘙痒、脱屑、皮疹、皲裂等反应,用皮炎平膏外涂,禁止搔抓。如有电灼伤,可按烧伤处理,预防感染。

5. 观察患者局部及全身的情况,若出现红疹、瘙痒、水疱等情况,立即报告医师,遵医嘱予以处置。

临床应用

中药离子导入法治疗腰椎骨质增生

赵某,男,52岁。长期以来感觉腰部酸痛、僵硬,揉按及休息后有所减轻。近日腰痛加重,腰部麻木、发僵,弯腰困难,同时下肢出现胀麻灼痛、向下放射。经拍X线片,诊断为"腰椎骨质增生"。

根据病情,处以针灸配合中药离子导入治疗与护理:用红花、秦艽、羌活、独活、透骨草、蒲公英、川芎、当归、威灵仙各30g制成药液,放入药垫加热至40℃进行离子导入。每日1次,每次20分钟,12次为1个疗程。第1个疗程结束时,患者腰部僵硬及腰腿疼痛症状明显减轻。第2个疗程加入伸筋草30g,乳香、没药各20g,疗程结束时,腰腿疼痛消失,患者弯腰活动基本正常。

第五节 中药熏洗类治法

导入情景

张女士,46岁。患双膝关节滑膜炎2年。近日由于天气变冷,且骑自行车上班,出现双膝部疼痛、肿胀加剧。医生在针灸治疗的同时,处以中药熏洗,每日1次。

工作任务

1. 对患者进行护理评估。

2. 正确实施中药熏洗。

【概述】

中药熏洗类治法是指将药物燃烧或加热后,借助烟气上熏或蒸汽渗透的作用,以达到温经通络、活血消肿、祛风除湿、杀虫止痒目的;或将中药煎煮后,先利用蒸汽熏蒸,待药液降温

考点提示:中药熏洗类治法的作用及适应证

后,再用药液或与清水混合、加热,淋洗全身或局部患处;或将患者全身或局部浸泡于药液中进行治疗的一类方法。包括熏蒸、熏洗、泡洗、药浴几种方法。

目前,中药熏洗类治法已广泛应用在皮肤科、骨伤科、肛肠科、妇产科、儿科及五官科等领域,对脓疱疮、手足癣、湿疹、冻疮、丹毒、颈椎病、滑膜炎、软组织损伤、类风湿病、风寒湿性关节痛、痛风、骨性关节炎、肌肉拉伤、脱肛、肛门湿疹、阴道炎、口疮、牙龈炎等病证,具有一定的治疗效果。

【评估】

1. 病室温暖、环境适宜。

2. 当前主要症状、既往史及药物过敏史,女性患者是否妊娠期或经期。

3. 治疗部位局部的皮肤情况。

4. 对温度的感知觉。

5. 当前心理状况及合作程度。

6. 进餐时间是否适宜。

【操作前准备】

1. 物品准备　抗燃容器、中药熏蒸机(床),按医嘱备中草药、特制药袋、熏洗液。消毒药液、专用衣裤、常规消毒座椅及踏脚板、大毛巾、冲淋室、冲淋物品等;另外,根据不同的熏洗方法选择不同的物品,包括浴盆、坐浴盆、面盆、坐浴椅、坐浴架、水桶、治疗碗、小木凳、带孔木架、布单、毛毯、浴罩、毛巾、浴巾、水温计、中单、镊子、纱布、屏风等。

熏洗药液配置
注意事项
(拓展阅读)

2. 治疗环境准备　冬季注意保持室内温暖,夏季注意室内通风换气,使空气流通,同时充分保护患者隐私。

3. 术者准备　修剪指甲,穿工作服,仪表大方,鞋帽整洁,洗手,戴口罩,核对医嘱。

4. 患者准备　取合理体位,充分暴露熏洗部位,注意保暖。

【操作方法】

将用物携至患者床前,再次核对姓名、医嘱,结合患者的具体情况做好告知及解释工作。协助患者取舒适体位并暴露治疗部位。

考点提示:各种熏洗类治法的操作

(一) 熏蒸法

熏蒸法分为熏法和蒸法。

1. 熏法是将药物置于抗燃容器内,加入 95% 酒精浸透,用火点燃产生烟雾后直接熏皮肤局部。治疗时注意防火,防止烧烫。

2. 蒸法是先将药物装入药袋,并用细绳索把药袋口扎紧,放入盆内加温水浸泡 30 分钟后,将药袋和水一同放入蒸锅内,再加适当的水,加热蒸患病部位。

3. 当熏蒸的温度达到 37℃后,请患者脱去外衣,换上专用衣裤,根据熏蒸部位的不同选择不同的体位进行治疗。

4. 熏蒸的温度应控制在 39~42℃之间,治疗时间 30 分钟为宜,不宜超过 50 分钟。每日 1~2 次,2 周为一个疗程。在治疗中,温度和时间可根据患者的体质、耐受程度而定。

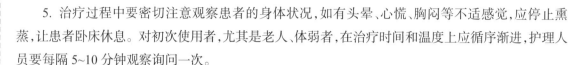

中药熏蒸法
操作流程
(拓展阅读)

中药熏蒸法治
疗皮肤病
(拓展阅读)

5. 治疗过程中要密切注意观察患者的身体状况,如有头晕、心慌、胸闷等不适感觉,应停止熏蒸,让患者卧床休息。对初次使用者,尤其是老人、体弱者,在治疗时间和温度上应循序渐进,护理人员要每隔 5~10 分钟观察询问一次。

6. 治疗完毕后,及时冲洗皮肤,更换衣服,并饮用适量温开水或果汁等液体食物。

7. 按常规对抗燃容器、熏蒸机(床)进行消毒。

8. 清理用物,归还原处,洗手。

9. 记录熏蒸的时间、温度、熏蒸部位皮肤情况及患者感受等,并签名。

(二) 熏洗法

熏洗法分为全身熏洗、上肢熏洗、下肢熏洗、眼部熏洗和坐浴等几种方法。

1. 全身熏洗

(1)遵医嘱制备药物,并准备好浴盆、水温计、小木凳、浴罩、布单、毛毯、浴巾等。

(2)将药物煎汤取汁,趁热倒入浴盆中,测量水温至所需温度(50~70℃),盆内可放一小木凳,高出药液面约 10cm,嘱患者坐在小木凳上,用浴罩或布单、毛毯等在上面盖住,仅暴露患者头部,勿使热气外泄,待水温降至适宜温度时(37~40℃),取出小木凳,再进行洗浴,以汗出为宜。

(3)熏洗完毕后用浴巾擦干全身,卧床盖浴巾休息,待汗干后再更换衣服。

2. 上肢熏洗

(1)遵医嘱制备药物,并准备好面盆、带孔木架、毛巾、布单等。

(2)将煎好的药液趁热倒入面盆,盆上置带孔木架,患者先把手臂搁于盆口木架上熏蒸,上覆布单使热气不外泄。待药液温度适宜时,再将患肢浸于药液中洗浴。

(3)熏洗完毕后用干毛巾轻轻擦干皮肤,注意避风保暖。

上肢熏洗
(视频)

3. 下肢熏洗

(1)遵医嘱制备药物,准备好水桶、小木凳、布单、毛巾、毛毯等。

(2)将煎好的药液趁热倒入桶中,桶内置一小木凳,木凳略高于药液面。嘱患者坐椅子上,将患肢或患足置于桶内木凳上,用布单或毛毯将桶口及患肢盖严,进行熏蒸。待药液温度适宜时,取出木凳,把患肢或患足浸泡于药液中。根据病情需要药液可浸至踝关节或膝关节。

(3)熏洗完毕后用干毛巾轻轻擦干皮肤,注意避风保暖。

4. 眼部熏洗

(1)遵医嘱煎煮药物,准备治疗碗、纱布、水温计、毛巾等。

(2)将煎好的药液趁热倒入治疗碗中,患者取端坐位,微微向前弯腰,将患眼对准碗口先熏,注意不要烫伤。期间监测药液温度,待药液不烫时,用消毒纱布蘸药液频频淋洗患眼。

(3)熏洗完毕后,用干毛巾轻轻擦干眼部,然后闭目休息 5~10 分钟。

中药熏洗法
操作流程
(拓展阅读)

5. 坐浴法

(1)遵医嘱制备药液,准备坐浴盆、坐浴架、坐浴椅、水温计、布单、毛巾等。

(2)将煎好的药液趁热倒入坐浴盆内,将盆置于坐浴架上,患者暴露臀部坐在坐浴架上进行熏蒸;或将盆放在坐浴椅下,患者坐在椅子上进行熏疗。期间注意监测药液温度,待药液温度适宜时,把臀部置于盆中浸泡或用毛巾进行淋洗。

中药熏洗法
应用举例
(拓展阅读)

(3)熏洗完毕后,用干毛巾擦干患部,并更换清洁的内裤。

(三) 泡洗法

1. 将泡洗液倒入盆内,加热水至所需容量,一般水温以 37~40℃为宜,注意将泡洗部位完全浸泡于泡洗液中。根据病情差异,泡洗时间以 20~30 分钟不等。泡洗时间不宜过长,注意防止烫伤。

2. 泡洗完毕后,协助患者清洁并擦干皮肤,着衣,安置其舒适体位。

3. 整理用物,常规消毒。

4. 洗手,记录泡洗的时间、温度、泡洗部位皮肤情况及患者感受等,并签名。

中药泡洗法操作流程(拓展阅读)

(四) 药浴法

1. 将配制好的药液倒入容器内,用水温计测量药温,药温一般为 50℃ 左右。

2. 关闭门窗,嘱患者放松,进入浴室,去浴巾,坐于药液盆上。待药液温度至 38~45℃ 时,将躯体及四肢浸泡于药液中,一般为 20~30 分钟。

3. 药浴过程中,随时询问患者有无不适,了解其生理和心理感受。若患者感到不适,应立即停止药浴,并协助患者休息。同时要观察患者的面色、脉搏、呼吸,以防虚脱或休克的发生。

中药药浴法操作流程(拓展阅读)

4. 药浴完毕,用温水冲去药液,擦干皮肤,协助患者穿好衣服,送回病房卧床休息。

5. 清理用物,归还原处,洗手。

6. 记录药浴的时间、温度等情况及患者感受等,并签名。

📖 **知识链接**

现代研究表明,药浴液中的药物离子通过皮肤黏膜的吸收、扩散、辐射等途径进入体内,避免了肝脏首过效应,减少了毒副作用。同时药浴液的温热效应能够提高组织的温度,舒张毛细血管,改善血液循环,且通过皮肤组织吸收后,调节局部免疫状态,抑制和减少生物活性物质的释放,从而达到防治疾病的目的。其形式多种多样:洗全身浴称"药水澡";局部洗浴又有"烫洗""熏洗""坐浴""足浴",其中"烫洗"最为常用。另有来自少数民族的"藏浴""苗浴""瑶浴""哈尼药浴"。

【护理评价】

1. 患者能理解中药熏洗类治法的治疗目的并积极配合。

2. 熏蒸部位不能直接接触熏蒸药物,熏蒸温度适宜;熏洗液温度适宜;泡洗部位完全浸泡于泡洗液中,泡洗液温度适宜;药浴药物配制过程正确,用量准确无误。

3. 患者局部皮肤完好,无损伤及过敏,感觉舒适,病情好转,对操作满意,达到治疗、护理目的。

常用药浴配方(拓展阅读)

4. 做好保暖工作,保护好患者隐私。

【注意事项】

(一) 熏蒸法

1. 小儿、智能低下及年老体弱者慎用;心脏病、重度高血压、妇女妊娠和经期慎用。

🔲 **考点提示:中药熏洗类治法的注意事项**

2. 熏蒸浴具要注意消毒。

3. 施行熏蒸疗法,避免烧烫伤。各种用具易牢固稳妥,热源应当合理,药液不应直接接触皮肤。

4. 熏蒸期间,应随时注意观察患者有无心慌、胸闷,注意避风和保暖。

5. 治疗期间,患者对辛辣、油腻等食物摄入应适当控制,停止使用各种化妆品。

6. 肢体动脉闭塞性脉管炎、糖尿病足、干性坏疽患者熏蒸时，药液温度不可超过38℃。

(二) 熏洗法

1. 妇女妊娠期及月经期不宜进行阴部熏洗。

2. 心、肺、脑病患者，水肿患者，体质虚弱及老年患者慎用本法。

考点提示：熏洗操作中常见的异常情况及处理

3. 熏洗时间不宜过长，以20~30分钟为宜。

4. 治疗过程中询问患者的感受，及时调节药液温度。

5. 中药熏洗后患者需要休息30分钟后方可外出，防止外感。

6. 操作过程中应观察患者的全身情况，若有不适，当立即报告医师，并遵医嘱处理。

(三) 泡洗法

1. 局部有皮损、有药物过敏、严重心肺功能障碍或患出血性疾病者禁用。

2. 空腹及餐后1小时内不宜泡洗。

3. 治疗过程中随时观察患者局部皮肤及全身情况，如出现红疹、瘙痒、心悸、汗出、头晕、目眩等症状，应立即报告医师，并遵医嘱配合处理。

4. 泡洗后，嘱患者饮适量温开水。

(四) 药浴法

1. 患有急性传染病、严重心肺脑疾病、严重贫血、软组织损伤、急性出血等疾病的患者及妇女妊娠期、月经期禁用。

考点提示：中药药浴的注意事项

2. 操作环境宜温暖，关闭门窗，室内要通风。

3. 注意药浴温度及水位的控制。

4. 药浴过程中要加强巡视，对汗出较多者，可嘱其饮温盐水，以防虚脱。观察患者局部及全身的皮肤情况，如出现红疹、瘙痒、心悸、汗出、头晕目眩等症状时，应立即报告医师，并遵医嘱配合处理。

5. 药浴时间不宜过长，以20~30分钟为宜。

6. 当药浴结束后，嘱患者缓慢起身，以防直立性低血压发生。

7. 年老体弱者进行药浴时，应有专人全程陪伴。

8. 药浴室内应配有抢救药品、物品。

9. 注意消毒隔离，防止交叉感染。

10. 空腹及餐后1小时内不宜药浴。

📖 **知识链接**

熏 洗 晕 厥

行中药熏洗时，因机体皮肤毛细血管充分扩张，导致体表血流增多，易引发头部缺血，患者进而出现头晕、目眩、心悸等表现，严重者发生晕厥。此时应立即停止熏洗，帮患者去枕平卧休息，也可口服适量糖盐水。

第六节　中药皮肤涂敷类治法

李大叔,55 岁。30 分钟前因故被开水烫伤,就诊时除去衣物发现,右上肢约 2/3 的皮肤出现局部水肿、潮红,且有大小不等的水疱,李大叔自觉疼痛剧烈。经检查:血压正常,舌红,脉数。诊断为"浅Ⅱ度烫伤",处以止痛、抗感染治疗,同时用中药膏剂外涂患处。

工作任务

1. 对李大叔进行护理评估。

2. 正确实施中药涂药法。

【概述】

中药皮肤涂敷类治法是将中药研成细末或捣烂,根据临床病证选择直接或用不同的调和剂制成糊状制剂,涂敷于患者体表局部或穴位的一种外治方法。一方面,涂敷的药物通过皮肤渗透和吸收,发挥其开泄腠理、清热解毒、芳香化湿、温经散寒、活血化瘀、消肿止痛的作用,进而达到调理脏腑的目的;另一方面,涂敷的中药刺激人体局部或穴位,调和气血、疏通经络,进而调整人体功能,为中医皮肤护理常用方法。

> 🔖 **考点提示:**中药涂药法的作用及适应证

中药皮肤涂敷类治法包括涂药法、外敷法、湿敷法。适用于内科哮喘、头痛、消渴等病证,外科乳腺癌、静脉炎、痤疮、疮疡肿毒、跌打损伤、慢性劳损、肠痈、烫伤、虫咬伤等病证,骨科痛风等病证,妇科带下病证,儿科肺炎喘嗽、时行感冒、腹痛腹泻、痄腮等病证的治疗,临床上均具有良好的效果。患处涂药后可起到祛风除湿、镇痛止痒、消肿解毒之效,临床常见的皮肤涂敷剂型有水剂、油剂、膏剂、搽剂、乳剂等。

【评估】

1. 当前主要症状、既往史及药物过敏史。

2. 涂敷药部位的皮肤情况。

3. 当前心理状况及合作程度。

【操作前准备】

1. 物品准备　治疗盘、按医嘱准备涂敷中药或药剂、弯盘、治疗碗、镊子、棉球、皮肤清洁剂(生理盐水、高锰酸钾溶液、液状石蜡)、橡胶单、治疗巾及施术工具棉签、擦药棒或毛笔等。若皮损情况较重,还应准备纱布、胶布、绷带等。

2. 治疗环境准备　室内整洁、舒适,并备温度计、湿度计,以便监测室内温、湿度变化并加以调节,同时要保护患者隐私。

3. 术者准备　修剪指甲,穿工作服,仪表大方,鞋帽整洁,洗手,戴口罩,核对医嘱。

4. 患者准备　取合理体位,充分暴露药物涂敷部位,注意保暖。

【操作方法】

> 🔖 **考点提示:**中药涂药的操作方法

将用物携至患者床前,再次核对姓名、医嘱。结合患者的具体情况做好告知及解释工作。

（一）中药涂药法

1. 视情况铺橡胶单及治疗巾,消毒患处皮肤。清洁后用干棉球将皮肤表面的水分擦干,确认皮损情况。

2. 将配制的药物倒入治疗碗内,用棉签或擦药棒等工具将药物均匀地涂于患处,涂药时应保持厚薄均匀,干湿度适宜。皮损面积较大时,可用镊子夹棉球蘸药物涂抹。

3. 若皮损严重,可用纱布覆盖,并用胶布或绷带固定。

> 考点提示:皮损严重时的处置方法

4. 二次涂药前,须用棉签或棉球蘸液状石蜡轻轻擦去药膏。

5. 施术完毕,协助患者着衣,安排舒适体位,整理好床单位,清理用物,洗手。

6. 记录涂药部位、时间、温度及患者的感受等情况,并签字。

7. 30分钟后再次巡视患者,观察药物反应情况,如有不良反应,应及时报告医师,并遵医嘱处理。

中药涂药法
操作流程
(拓展阅读)

（二）中药外敷法

1. 协助患者充分暴露患处,并进行清洁。

2. 根据药物性状及患者病情选取调和剂,用无菌蒸馏水将调和剂与药物充分混合呈糊状,注意黏稠度,干稀适中。

> 考点提示:中药外敷的操作方法

3. 取比敷药皮肤面积略大的玻璃纸或多层纱布,将调制呈糊状的药剂均匀涂抹于玻璃纸或纱布中央,涂抹面积与患处皮肤面积相当或略大,外围可用消毒棉条进行围绕,防止药剂流失。

4. 将涂抹的药糊连同玻璃纸或纱布一齐敷于患处或穴位,外用胶布或绷带固定。

5. 根据患者病情确定并调整敷药时间,敷药时须保持药糊湿润,药糊干燥后要随时更换。

6. 敷药期间注意观察患者局部皮肤情况,观察患者有无不适或异常反应。

7. 敷药结束后,去除药物,清洁局部皮肤,并协助患者取安全、舒适的体位。

8. 整理用物,常规消毒处理。

中药外敷法
操作流程
(拓展阅读)

9. 洗手,记录敷药的部位、时间、温度,敷药部位皮肤情况及患者感受等,并签名。

10. 治疗结束后应注意巡视,观察患者状态及对药物的反应。

（三）中药湿敷法

1. 协助患者取合理的体位并暴露湿敷部位,在湿敷部位下垫中单、橡胶单。

> 考点提示:中药湿敷的操作方法

2. 遵医嘱配制湿敷液并倒入容器内,测量药液温度,冷敷法温度以 4~15℃为宜,热敷法温度以 37~40℃为宜。

> 考点提示:冷敷法与热敷法的温度

3. 取一块与湿敷部位大小相当的敷布放在药液中浸湿,随后用卵圆钳将其取出稍加挤拧至不滴水,抖开后敷布于患处,稍稍按压,使其与皮肤充分接触。

4. 湿敷中要密切注意敷布的湿度和温度,可每隔 5~6 分钟用无菌镊子夹取纱布浸药后淋药液于敷布上,维持敷布湿度和温度;也可 5~10 分钟更换一次敷布。根据患者病情调整治疗时间和次数,一般每日可湿敷 2~3 次,每次 30~60 分钟。

5. 操作完毕,取下敷布,清理局部皮肤,取下中单、橡胶单,协助患者着衣。

6. 整理用物,常规消毒处理。

7. 洗手,记录湿敷部位、时间、温度及患者感受等情况,并签名。

【护理评价】

1. 患者能主动配合,合作良好。

2. 药物配制过程正确,用量准确无误。

3. 施术时手法轻柔、熟练,涂药均匀。敷布干湿适中、温度适宜。药糊干湿度适宜,敷贴紧密无脱落。

4. 患者症状缓解,局部皮肤完好,无损伤及过敏,感觉舒适,病情好转,对操作满意,达到治疗、护理目的。

5. 做好保暖工作,患者隐私能得到保护。

【注意事项】

(一) 中药涂药法

中药湿敷法
操作流程
(拓展阅读)

1. 婴幼儿颜面部、过敏体质及妊娠者慎用。

2. 涂药前清洁局部皮肤,遵医嘱执行涂药次数。

3. 水剂、酊剂用后需塞紧瓶盖;悬浮液须先摇匀后涂擦;霜剂则应用手掌或手指反复摩擦,使之渗入肌肤。

4. 局部涂药不宜过多、过厚,以免堵塞毛孔。

5. 面部涂药时防止药物误入口及眼睛。

6. 局部皮肤如出现丘疹、奇痒或肿胀时,应立即停用,通知医师并协助处理。

考点提示:中药皮肤涂敷类治法的注意事项

(二) 外敷法

1. 患者局部皮肤或腧穴周围是否存在破溃、渗出及流脓液等情况,如有上述表现应避免使用此方法。

2. 药糊的调制以不稀不稠、干湿适度为好,一般以油膏刀挑起后呈大块缓慢脱落为宜,过稀容易流散污染衣服,过稠则不利于药物吸收;药糊温度应适宜,特别要注意温度感知迟钝的患者,防止烫伤;药物调配应随配随用,避免浪费。

3. 遵医嘱确定敷药部位,敷药面积一般略大于患处;药糊涂抹要厚薄均匀,一般以 0.1~0.2mm 为宜。需要注意的是,药糊要保持一定湿度,以利于药物吸收,外固定松紧适宜。

4. 操作中注意观察患者局部及全身情况。若局部出现水疱,按烫伤处理;若出现瘙痒、红疹等变态反应,或大面积使用中药外敷后,患者出现头晕、恶心、呕吐、口唇发麻等中毒反应时,均应立即停止敷药,并进行清理,同时遵医嘱进行相应处理。

(三) 湿敷法

1. 局部有皮损、有药物过敏、严重心肺功能障碍者禁用。

2. 用敷布浸透药液,干湿度适中,以不滴水为宜。

3. 湿敷过程中,注意药液温度,尤其是感觉迟钝患者或行热湿敷时,要随时询问患者有无灼痛感,防止出现烫伤。

4. 操作中观察患者局部皮肤反应,如出现苍白、红斑、水疱、痒痛或破溃等,应立即停止治疗,报告医师,并遵医嘱对症处理;如出现头晕、恶心、呕吐、口麻等中毒反应,应立即停止操作并及时清理残留药液,遵医嘱进行相应处理。

5. 注意消毒隔离,避免交叉感染。

第七节 中药超声雾化吸入法

📖 **导入情景**

王女士,39岁。5个月前因受凉出现咳嗽,咳吐白色黏痰。经治疗后,咳痰症状消失,但咽喉不适,自感有异物堵塞,声音嘶哑。三周前上述症状加重,2天前来医院就诊,诊断为"慢性咽喉炎",处以口服半夏厚朴汤加减,一日1剂,以及中药雾化吸入法治疗。

工作任务

1. 对王女士进行护理评估。

2. 正确实施中药超声雾化吸入法。

【概述】

中药超声雾化吸入法是利用超声波产生高频振荡,使中药药液变成细微的雾滴悬浮于空气中,经口或鼻吸入的一种临床常用治疗方法。

🔖 **考点提示**:中药超声雾化吸入的作用及适应证

中药超声雾化吸入法实质上是中药熏蒸和雾化吸入治疗的有机结合,通过超声雾化,使药液直达疾病部位,以起到祛痰、解痉、消肿、止痛、止咳、平喘之功效,临床适用于咽喉部的红肿疼痛、咳嗽、咳喘,以及四时感冒、哮喘、肺炎等病症。

【评估】

1. 当前主要症状、既往史及药物过敏史。

2. 施术部位能否进行雾化吸入。

3. 当前心理状况及合作程度。

【操作前准备】

1. 物品准备 治疗车、超声波雾化吸入器、弯盘、遵医嘱备药、面罩(或口含嘴)、治疗巾、冷蒸馏水(或生理盐水)、水温计、纸巾、酒精棉球、快速手消毒剂、电源插座、雾化罐等。

2. 治疗环境准备 室内整洁,空气清新,温度适宜。

3. 术者准备 修剪指甲,穿工作服,仪表大方,鞋帽整洁,洗手,戴口罩,核对医嘱。

4. 患者准备 协助患者调整到舒适体位,一般取坐位或半卧位。

【操作方法】

1. 将用物携至患者床前,再次核对姓名、医嘱,结合患者的具体情况做好告知及解释工作。

🔖 **考点提示**:中药超声雾化吸入的操作方法

2. 雾化器在水槽内加入冷蒸馏水250ml,要浸没雾化罐底部的透声膜,液面高度一般为3cm左右。

3. 核对并加入药液,用生理盐水稀释至30~50ml后置于罐内,将罐盖旋紧,把雾化罐放入水槽内,将水槽盖盖紧。

4. 协助患者漱口,清洁口腔,并采取合适的体位,解开衣领,放松患者颈部。

5. 打开电源开关,预热3~5分钟后,设定雾化时间,开启雾化开关,药液成雾状喷出,调节雾量至所需档位。

6. 给患者接上面罩或含入口含嘴,嘱患者紧闭口唇深呼吸。

7. 密切观察患者是否存在不良反应,每次雾化时间为 15~20 分钟,每日 1~2 次,5~10 次为一个疗程。

8. 治疗结束后关闭雾化器,取下面罩或口含嘴,放入消毒液中浸泡消毒。

9. 协助患者漱口,擦净面部,采取舒适体位。

10. 清理用物,洗手。

11. 记录雾化吸入时间及患者感受等情况,并签名。

【护理评价】

1. 患者能主动配合,合作良好。

2. 患者能叙述中药超声雾化吸入疗法的有关知识和注意要点。

3. 患者症状减轻,感觉舒适,达到治疗、护理目的。

4. 患者得到保暖,患者隐私能得到保护。

【注意事项】

1. 中药超声雾化吸入法对于部分患者应慎用,如现代医学中的自发性气胸、肺巨大空洞、大量咯血、严重心脑血管疾病等。

2. 指导患者取坐位或侧卧位,用口缓慢吸气,用鼻缓慢呼气,以使吸入的雾粒在气道沉降。

3. 仔细检查雾化器各部件有无松动、脱落等异常情况。

4. 雾化器水槽和雾化罐内切忌加温水或热水,原则上不可超过 50℃,避免损坏设备。

> ⚕ 考点提示:雾化器加水的温度限制

5. 雾化器水槽和雾化罐底部均易破碎,操作过程中动作要轻,以免损坏。

6. 如发现雾化罐内液体过少影响雾化时,应从盖上小孔向内注入药液。

7. 超声波雾化器在连续使用时,中间应予以间隔,一般为 30 分钟左右。关闭雾化器时应先关雾化开关,再关电源开关。

> ⚕ 考点提示:雾化罐和"口含嘴"的消毒时间

8. 雾化罐和"口含嘴"浸泡消毒时间不得少于 60 分钟。

9. 观察患者吸入药液后的反应,如有不适应立即停止,通知医生并配合处理。

中药超声雾化吸入法操作流程(拓展阅读)

📖 **知识链接**

超声波雾化吸入器

(一) 构造

1. 超声波发生器　通电后输出高频电能。雾化器面板上有雾量调节开关、电源开关、指示灯和定时器。

2. 水槽与晶体换能器　水槽内盛装冷蒸馏水,其底部的晶体换能器用于接受发生器发出的高频电能,并将其转化为超声波声能。

3. 雾化罐(杯)与透声膜　雾化罐内盛装药液,其底部的透声膜与罐内药液作用,产生雾滴喷出。

4. 螺纹管和口含嘴(或面罩)。

扫一扫,
看总结

扫一扫,
测一测

（二）原理

超声波发生器通电后输出高频电能,使水槽底部晶体换能器发生超声波声能,声能震动了雾化罐底部的透声膜,作用于雾化罐内的液体,通过破坏药液的表面张力和惯性,使药液成为微细的雾滴,通过导管随患者吸气而进入呼吸道。

思考与练习

1. 简述药熨法的操作方法。

2. 简述中药保留灌肠法的注意事项。

3. 中药泡洗法的适应证有哪些?

4. 最适合"荨麻疹"的中医中药护理方法有哪些?

5. 中药涂药法有哪些注意事项?

（张开礼　才晓茹　王彩霞　孙洪波）

下篇 中医护理的基本理论

第四章 阴阳五行学说

0401

扫一扫,
自学汇

阴阳五行学说属于中国古代哲学范畴,是朴素的唯物论和辩证法思想,是我国古代人民认识自然和解释自然的一种世界观和方法论。在我国传统医学领域,阴阳五行学说用以说明人体的生命活动规律,指导疾病的诊断、治疗和护理,是中医理论体系的重要组成部分。

第一节 阴阳学说

阴阳学说形成于春秋战国之前,它揭示了事物普遍存在的对立制约、相互依存、消长变化、相互转化的关系,阐明事物发生、发展、变化的内在规律。《黄帝内经》将阴阳学说和中医学理论相结合,用来阐释人体的生理功能与病理变化、人与自然之间相互关系等医学问题。

导入情景

李某,男性,17岁。自幼患支气管哮喘,遇寒则发。身材瘦小,平素神疲乏力,怕冷,手足不温,大便溏薄。5天前淋雨受凉后旧疾发作,呼吸急促,喉中有哮鸣声,形寒肢冷,因未及时治疗,病情加重。昨天开始发热(体温39.1℃),气粗痰鸣,咳呛阵作,不得平卧,痰黄黏稠,烦躁,面红,咽喉肿痛,口苦口干。舌质红,苔黄腻,脉象滑数。

工作任务

1. 本病的阴阳属性如何？请列举症状、体征加以说明。

2. 用阴阳消长理论分析、阐明此病发展过程中疾病性质发生的变化？

微课堂:阴阳
的基本概念
（微课）

一、阴阳的基本概念

阴阳，是对自然界相互关联的事物或现象对立双方属性的概括。阴阳的最初含义是很朴素的，表示日光的向背:向日为阳，背日为阴。后来引申为对气候、方位、时间、运动状态等所有对立统一的事物或现象的解释。凡是运动的、外在的、上升的、温热的、明亮的、亢进的、功能的等具有积极、进取、刚强特性者都属于"阳";凡是相对静止的、内守的、下降的、寒冷的、晦暗的、抑制的、物质的等具有消极、退守、柔弱特性者都属于"阴"（表4-1）。

表 4-1 事物或现象的阴阳属性

属性	温度	季节	亮度	空间	状态或运动				
阳	炎热	春夏	光明	上前外	运动	升	兴奋的	亢进的	功能的
阴	寒凉	秋冬	黑暗	下后内	静止	降	抑制的	衰退的	物质的

微课堂:阴阳
的普遍性及
无限可分性
（微课）

阴阳并不代表具体的事物，而是用来表示任何相互关联的事物或现象对立双方的属性，所以具有普遍性。由于在阴和阳的内部，还可再分阴阳，因此阴阳具有无穷可分性，如白昼为阳，黑夜为阴;上午为阳中之阳，下午为阳中之阴;前半夜为阴中之阴，后半夜为阴中之阳。

二、阴阳学说的基本内容

我国古代的哲学家们认识到，自然界中的一切相互关联的事物或现象都存在着相互对立而又相互作用的关系，就用阴阳这个概念来解释自然界两种对立和统一的事物，说明宇宙的基本规律。阴阳学说的基本内容包括对立制约、互根互用、消长平衡和阴阳转化（表4-2）。

考点提示:阴阳学说的基本内容

表 4-2 阴阳学说的基本内容

基本内容	含义	举例
对立制约	阴阳对立是指阴与阳的属性是相互对立、相反的。阴阳制约是指属性对立的阴阳双方出现相互约束、相互抑制、互为胜负。只要有阴阳，它们的属性就是对立的，因此阴阳的对立具有普遍性	如上与下、天与地、明与暗、水与火、寒与热等
互根互用	阴阳互根是指相互对立着的阴阳两个方面存在相互依存、互为根本的关系。"互用"指的是阴阳双方可以资生、促进和助长对方。阴阳互根互用揭示的是阴阳对立双方的统一性。一是阴阳相互依存，阴依存于阳，阳依存于阴，任何一方都不能脱离另一方而单独存在，每一方都以相对的另一方的存在作为自己存在的前提和条件;二是阴阳相互包含，阴中包含有阳，阳中包含有阴，即阴中有阳、阳中有阴;三是阴阳相互促进、资生、助长，阴能够促进阳的壮大，阳能够促进阴的壮大，即阴生阳、阳生阴	从天地而言，天为阳，地为阴，没有天，就无所谓地，没有地，也就无所谓天

续表

基本内容	含义	举例
消长平衡	消，即消减；长，即增长。阴阳消长是指相互对立又相互依存的阴阳双方的量和比例不是静止不变的，而是始终处于不断的运动变化之中。阴阳在这种消长中达到动态平衡。阴阳消长的类型包括：此长彼消、此消彼长等	一日之内，早上阳旺阴弱，日中阳气最盛，黄昏阴长阳消，夜半阴气最旺
阴阳转化	阴阳转化，是指一事物的总体属性在一定条件下，可以向其对立面转化。即属阳的事物可以转化为属阴的事物，属阴的事物可以转化为属阳的事物。阴阳相互转化，一般都发生于事物发展变化的"物极"阶段，"重阴必阳、重阳必阴"。阴阳消长是量变，而阴阳转化是质变	外感初期常见风寒表证，此属阴，随后，风寒入里化热。病证性质也由寒证转变为热证，此属阳。可见，病性随着病情发展发生了阴阳的转化

微课堂：阴阳的相互关系（微课）

三、阴阳学说在中医护理学中的应用

阴阳学说贯穿于中医理论体系的各个方面，用以说明人体的组织结构、生理功能、病理变化，指导着我们的理论思维和诊疗实践。

（一）说明人体的组织结构（表4-3）

表4-3 人体组织结构的阴阳划分

阳	上部	体表	背侧	四肢外侧	六腑	气	皮毛	手足三阳经
阴	下部	体内	腹侧	四肢内侧	五脏	血	筋骨	手足三阴经

《素问·宝命全形论》中说："人生有形，不离阴阳。"在人体中，五脏属阴，六腑属阳；五脏中，心、肺属阳，肝、脾、肾属阴；就心、肺而言，心属阳，肺属阴；心又有心阴和心阳之分。

（二）说明人体的生理功能

在人体内，功能属阳，物质属阴，中医学常用"阳化气，阴成形"来概括生理功能中的阴阳关系。体内的物质（阴）是产生功能活动（阳）的基础，而功能活动（阳）又促进着体内物质（阴）的新陈代谢，阴阳之间的运动变化正是人体物质与功能活动间关系的反应。

（三）说明人体的病理变化

中医学认为，疾病发生、发展和变化的基本机制是阴阳失调。疾病的发生与发展，关系到人体的正气与邪气两个方面。正气，是指人体的功能活动及其抗病和康复能力，正气可分阴阳，如阴血、阴津、阳气；邪气，是泛指各种致病因素，邪气也可分为阴邪与阳邪，如六淫中的风、暑、火属阳，寒、湿属阴。疾病发生、发展的过程，就是正邪抗争、互有胜负的过程。阴阳失调的表现形式主要有阴阳偏盛、阴阳偏衰、阴阳互损、阴阳格拒、阴阳亡失等。

（四）用于疾病的诊断及护理评估

尽管疾病的临床表现错综复杂、千变万化，但在诊察疾病时，只要善于运用阴阳归纳法，就有助于对病变情况的总体属性作出判断（表4-4）。故《素问·阴阳应象大论》说："善诊者，察色按脉，先别阴阳"。

表 4-4　四诊辨阴阳

阴阳	色泽	声息	呼吸	症状特点	脉象
阳	鲜明	语声高亢洪亮、言多而躁动,属于实证、热证	声高气粗有力	热、动、燥	数、浮、大、滑
阴	晦暗	语声低微无力,少言而沉静,属于虚证、寒证	动则气喘微弱	寒、静、湿	迟、沉、小、涩

(五) 确定疾病的治疗与护理原则

由于疾病发生、发展的根本原因是阴阳失调,因此,调整阴阳,补其不足,泻其有余,恢复机体阴阳的协调平衡,就是中医治疗与护理疾病的基本原则。

(六) 归纳药物性能

阴阳学说还可用于归纳、概括药物性味和功能,并作为指导用药的理论依据。

1. 归纳药性　药物分为寒、凉、温、热四种药性。其中寒、凉属于阴,温、热属于阳。能减轻或消除热证的药物,一般属凉性或寒性,如黄连、石膏等。能减轻或消除寒证的药物,一般属温性或热性,如桂枝、附子等。

2. 分析五味　五味是指药物的辛、甘、酸、苦、咸五种滋味。实际上还有淡味和涩味,但习惯上仍称为五味。其中辛、甘、淡味属阳;酸(涩)、苦、咸味属阴。

微课堂:阴阳学说在中医护理学中的应用举例(微课)

第二节　五行学说

五行学说是中国古代的一种朴素的唯物主义哲学思想。它认为宇宙间的一切事物,都是由木、火、土、金、水五种基本物质所组成,自然界各种事物和现象的发展变化,都是这五种物质不断运动和相互作用的结果。

> 📖 **情景导入**
>
> 王女士,48 岁。4 天前与邻居争吵后,情志不舒,两胁胀痛,心烦易怒,嗳气频繁,不思饮食,脘腹窜痛,痛则欲泻,泻后痛减。今日起咳嗽阵作,干咳,痰少黏稠,口苦,咽干。舌质红,苔薄黄,脉弦数。
>
> 工作任务
>
> 1. 如何用五行生克乘侮理论解释王女士发病机制。
>
> 2. 试用五行理论为王女士制定治疗及护理的原则和方法。

一、五行的基本概念

五,指木、火、土、金、水五种物质;行,即运动变化,运行不息。五行,是指木、火、土、金、水五种物质及其运动变化。

考点提示:五行学说的基本概念

二、五行学说的基本内容

(一) 五行的特性

五行的特性,是古人在长期的生活和生产实践中,对木、

考点提示:五行学说的基本内容

微课堂:五行的基本概念(微课)

火、土、金、水五种物质有了最初的朴素认知,在此基础上,逐渐形成了后来的五行理论。《尚书·洪范》中提到:"水曰润下,火曰炎上,木曰曲直,金曰从革,土爰稼穑",这是对五行特性的经典概括。

1. 木曰曲直　曲,屈也;直,伸也。曲直,即能屈能伸之义。木具有生长、能屈能伸、升发的特性。凡具有生长、升发、条达、舒畅作用和性质的事物或现象,都属于木。

2. 火曰炎上　炎,热也;上,向上。火具有温热、上升的特性。凡具有温热、升腾等作用和性质的事物或现象,都属于火。

3. 土爰稼穑　土具有载物、生化的特性。凡具有生化、承载、受纳等作用和性质的事物或现象,都属于土。

4. 金曰从革　从,顺从、服从;革,革除、改革、变革。金具有能柔能刚、变革、肃杀的特性。凡具有肃杀、潜降、收敛、清洁等作用和性质的事物或现象,都属于金。

5. 水曰润下　润,湿润;下,向下。水具有滋润、向下、闭藏的特性。凡具有寒凉、滋润、向下、闭藏等作用和性质的事物或现象,都属于水。

由以上可以看出,医学上所说的五行,不仅指木、火、土、金、水这五种具体物质本身,而且是对五种物质不同属性的抽象概括。

(二) 事物属性的五行分类

五行学说以天人相应为指导思想,以五行为中心,以空间结构的五方、时间结构的五季、人体结构的五脏为基本框架,将自然界的各种事物和现象,以及人体的生理病理现象,按其属性进行归纳。从而将人体的生命活动与自然界的事物和现象联系起来,形成了联系人体内外环境的五行结构系统,用以说明人体结构及人与自然环境的统一性(表4-5)。

微课堂:五行的特性及归类(微课)

表4-5　五行属性归类表

自然界						五行	人体						
方位	气候	季节	五化	五色	五味		脏	腑	五官	形体	情志	五液	五华
东	风	春	生	青	酸	木	肝	胆	目	筋	怒	泪	爪
南	暑	夏	长	赤	苦	火	心	小肠	舌	脉	喜	汗	面
中	湿	长夏	化	黄	甘	土	脾	胃	口	肉	思	涎	唇
西	燥	秋	收	白	辛	金	肺	大肠	鼻	皮	悲	涕	毛
北	寒	冬	藏	黑	咸	水	肾	膀胱	耳	骨	恐	唾	发

长夏
(拓展阅读)

(三) 五行的关系

1. 五行的正常关系

(1) 相生规律:相生即递相资生、助长、促进之意。五行之间互相资生和促进的关系称作五行相生。五行相生的次序是:木生火,火生土,土生金,金生水,水生木(图4-1)。

在相生关系中,任何一行都有"生我""我生"两方面的关系,《难经》把它比喻为"母"与"子"的关系。"生我"者为"母","我生"者为"子"。所以五行相生关系又称"母子关系"。以火为例,木能生火,生"我"者木,则木为火之母;火能生土,"我"生者土,则土为火之子。余可类推。

(2) 相克规律:相克即相互制约、克制、抑制之意。五行之间

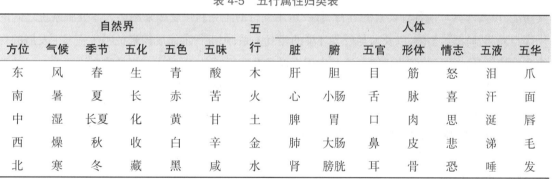

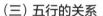

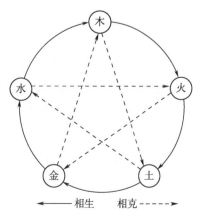

图4-1　五行相生相克规律图

相互制约的关系称之为五行相克。五行相克的次序是:木克土,土克水,水克火,火克金,金克木(图4-1)。

(3)制化规律:五行中的制化关系,是五行生克关系的结合。相生与相克是不可分割的两个方面。没有生,就没有事物的发生和成长;没有克,就不能维持正常协调关系下的变化与发展。因此,必须生中有克(化中有制),克中有生(制中有化),相反相成,才能维持和促进事物相对平衡协调和发展变化。五行之间这种生中有制、制中有生、相互生化、相互制约的生克关系,称之为制化。

2. 五行的异常关系

(1)母子相及:母子相及是不正常的相生关系,包括"母病及子"和"子盗母气"两个方面。"母病及子"即疾病传变由母脏传及子脏,如肾属水,肝属木,水生木,故肾为母脏,肝为子脏,肾病及肝即是"母病及子";"子盗母气"即疾病传变由子脏传及母脏,如肝属木,心属火,故肝为母脏,心为子脏,心病及肝即是"子盗母气"。

(2)相乘相侮:相乘相侮,实际上是反常情况下的相克现象。

相乘规律:乘,即乘虚侵袭之意。相乘即相克太过,超过正常制约的程度,使事物之间失去了正常的协调关系。五行之间相乘的次序与相克相同,但被克者更加虚弱。

"相克"和"相乘"是有区别的,前者是正常情况下的制约关系,后者是正常制约关系遭到破坏的异常相克现象。在人体,前者为生理现象,而后者为病理表现。

相侮规律:侮,即欺侮,有恃强凌弱之意。相侮是指五行中的任何一行本身太过,使原来克它的一行,不仅不能去制约它,反而被它所克制,即反克,又称反侮。

微课堂:五行的相互关系(微课)

三、五行学说在中医护理学中的应用

五行学说在中医护理学领域中的应用,主要是运用五行的特性来分析和归纳人体的形体结构及其功能,以及外界环境各种要素的五行属性;运用五行的生克制化规律来阐述人体五脏系统之间的局部与局部、局部与整体,以及人与外界环境的相互关系;用五行乘侮规律来说明疾病发生发展的规律和自然界五运六气的变化规律。这些应用不仅具有理论意义,而且还有指导临床诊断、治疗、护理和养生康复的实际意义。同时也加强了中医学关于人体以及人与外界环境是一个统一整体的论证,使中医学的理论学说更加系统化。

(一)说明脏腑的生理功能及其相互关系

1. 人体组织结构的分属　中医学在五行配五脏的基础上,又以类比的方法,根据脏腑组织的性能、特点,将人体的组织结构分属于五行,以五脏为中心,以六腑为配合,支配五体,开窍于五官,外荣于体表组织,形成了以五脏为中心的脏腑组织的结构系统,从而为藏象学说奠定了理论基础。

2. 说明脏腑的生理功能　五行学说将人体的内脏分别归属于五行,又以五行的特性来说明五脏的部分生理功能。

3. 说明脏腑之间的相互关系　中医五行学说对五脏五行的分属,不仅阐明了五脏的功能和特性,而且还运用五行生克制化的理论,来说明脏腑生理功能的内在联系。首先,可以用五行相生的理论来阐释五脏间相互资生的关系。肝生心就是木生火,如肝藏血以济心;心生脾就是火生土,如心阳以温脾;脾生肺就是土生金,如"脾气散精,上归于肺";肺生肾就是金生水,如肺金清肃下行以助肾水;肾生肝就是水生木,如肾藏精以滋养肝的阴血等。其次,可以用五行相克的理论来阐释五脏间相互制约的关系。心属火,而制于肾水;肺属金,而制于心火;肝属木,而制于肺金;脾属土,而制于肝木;肾属水,而制于脾土。

4. 说明人体与内外环境的统一　事物属性的五行归类,除了将人体的脏腑组织结构分别归属

于五行外,同时也将自然界的有关事物和现象进行了归属。例如,人体的五脏、六腑、五体、五官等,与自然界的五方、五季、五味、五色等相应,这样就把人与自然环境统一起来。如春应东方,风气主令,故气候温和;气主生发,万物滋生,人体肝气与之相应,肝气旺于春。

(二)说明五脏病变的传变规律

1. 发病　五脏外应五时,所以六气发病的规律,一般是主时之脏受邪发病。由于五脏各以所主之时而受病,当其时者,必先受之。所以,春季肝先受邪,夏季心先受邪,长夏季节脾先受邪,秋季肺先受邪,冬季肾先受邪。

2. 传变　由于人体是一个有机整体,内脏之间又是相互资生、相互制约的,因而在病理上必然相互影响。本脏之病可以传至他脏,他脏之病也可以传至本脏,这种病理上的相互影响称之为传变。从五行学说来说明五脏病变的传变,可以分为相生关系传变和相克关系传变。

(1)相生关系传变:包括"母病及子"和"子病犯母"两个方面。

(2)相克关系传变:包括"相乘"和"反侮"两个方面。

(三)用于指导疾病的诊断及护理评估

人体是一个有机整体,当内脏有病时,人体内脏功能活动及其相互关系的异常变化,可以反映到体表相应的组织器官,出现色泽、声音、形态、脉象等诸方面的异常变化。由于五脏与五色、五音、五味等都以五行分类归属形成了一定的联系,这种五脏系统的层次结构,为诊断和治疗奠定了理论基础。因此,在临床诊断疾病时,就可以综合望、闻、问、切四诊所得的材料,根据五行的所属及其生克乘侮的变化规律,来推断病情。

1. 从本脏所主之色、味、脉来诊断本脏之病　如面见青色、喜食酸味、脉见弦象,可以诊断为肝病;面见赤色、口味苦、脉象洪,可以诊断为心火亢盛。

2. 推断脏腑相兼病变　从脏所主之色来推测五脏病的传变。脾虚的患者,面见青色,为木来乘土;心病患者,面见黑色,为水来乘火等。

3. 推断病变的预后　从脉与色之间的生克关系来判断疾病的预后。如肝病色青见弦脉,为色脉相符。如果不得弦脉,反见浮脉,则属相胜之脉,即克色之脉(金克木)为逆;若得沉脉,则属相生之脉,即生色之脉(水生木)为顺。

(四)用于指导疾病的防治和护理

1. 控制疾病传变　运用五行子母相及和乘侮规律,可以判断五脏疾病的发展趋势,实施相应的治疗及护理。一脏受病,可以波及其他四脏,如肝脏有病可以影响到心、肺、脾、肾等脏。他脏有病亦可传给本脏,如心、肺、脾、肾之病变,也可以影响到肝。因此,在治疗及护理时,除对所病本脏进行处理外,还应考虑到有关脏腑的传变关系。

2. 确定治疗及护理原则、方法　五行学说不仅用以说明人体的生理活动和病理现象,综合四诊,推断病情,而且也可以确定治疗及护理原则、方法。

(1)根据相生规律确定治疗及护理原则:临床上运用相生规律来治疗疾病,其基本治疗及护理原则是"补母"和"泻子",所谓"虚者补其母,实者泻其子"。

(2)根据相克规律确定治疗及护理原则:临床上对因相克规律发生异常而出现的病理变化,其治疗及护理原则是"抑强"与"扶弱"并举。

3. 指导脏腑用药护理　按五行学说加以归类:如青色,酸味入肝;赤色,苦味入心;黄色,甘味入脾;白色,辛味入肺;黑色,咸味入肾。这种归类是脏腑选择用药的参考依据。

4. 指导针灸取穴护理　针灸学将手、足三阴经位于四肢肘膝关节以下的井、荥、输、经、合五种

依据相生规律确立的治疗方法举例(拓展阅读)

依据相克规律确立的治疗方法举例(拓展阅读)

穴位分别属于木、火、土、金、水,而将手、足三阳经位于四肢肘膝关节以下的井、荥、输、经、合五种穴位分别属于金、水、木、火、土。临床上则可根据不同的病情,以五行生克乘侮规律进行选穴治疗及护理。

5. 指导情志疾病的治疗及护理　精神治疗及护理方法主要用于治疗情志疾病。情志生于五脏,五脏之间有着生克关系,所以,情志之间也存在这种关系。由于在生理上人的情志变化有着相互抑制的作用,在病理上和内脏有密切关系,故在临床上可以用情志的相互制约关系来达到治疗及护理的目的。

思考与练习

1. 什么是阴阳?
2. 阴阳学说的主要内容有哪些?
3. 简述五行的特性。
4. 五行相生相克的规律是什么?
5. 简述五行学说在中医护理学中的应用。

（王彩霞）

第五章　藏　象

学习目标

1. 掌握五脏的生理特点及生理功能;气的生成、分类、功能。
2. 熟悉六腑、奇恒之腑的生理功能;血的功能。
3. 了解脏腑之间的关系;精、津液的功能;精气、血、津液之间的关系。
4. 学会运用藏象理论指导脏腑病证的护理工作。
5. 具有关爱生命的意识,树立整体护理的观念。

藏,是指隐藏于人体内的脏腑器官,即内脏。象,是指脏腑表现于外的生理和病理现象。藏象,是人体内在脏腑的生理功能活动和病理变化反应于外的征象。

第一节　脏　腑

情景导入

王某,女,42岁。半年前因家庭琐事,出现情绪低落,伴有胁肋、乳房胀满疼痛,喜叹息,纳呆,腹胀,便溏,舌暗淡,苔白,脉弦。

工作任务

1. 该患者所患疾病与哪些脏腑有关?
2. 该患者为什么会出现上述症状? 试运用藏象理论进行分析。

脏腑,是人体内脏的总称。按照脏腑生理功能和结构特点的不同,可分为脏、腑以及奇恒之腑。脏,包括肝、心、脾、肺、肾,合称五脏;腑,包括胆、胃、小肠、大肠、三焦和膀胱,合称六腑;奇恒之腑,包括脑、髓、骨、脉、胆、女子胞。其中,胆既属于六腑,又属于奇恒之腑。五脏多为实质性器官,其共同生理特点是化生和贮藏精气;六腑多为中空性器官,其共同生理特点是受盛和传化水谷;奇恒之腑是形态似腑,功能似脏,有贮藏精气的作用,故名奇恒之腑。五脏有"藏而不泻""满而不实"的生理特点;六腑有"泻而不藏""实而不满"的生理特点。六腑和奇恒之腑都是腑,但前者是受盛和传化水谷,

"泻而不藏";而后者是"藏而不泻",故曰"奇恒之腑"。

一、五脏

(一) 心

心为神舍,五行属火,主宰着人体的生命活动,为"君主之官""五脏六腑之大主"。心与小肠相表里。

1. 心的主要功能

(1)心主血脉:指心气推动血液在脉中运行,流注全身,使其发挥营养、滋润全身的作用。心与脉相通,血液在心和脉中不停流动,往复循环,如环无端,可见,心、脉、血三者构成了一个相对独立的系统,在这个系统中,心起着主导作用。

考点提示:五脏的生理特点、生理功能

(2)心主神志:又称主神明。主要是指心具有主宰人体五脏六腑、形体官窍的一切生理活动和人体精神、意识、思维活动的功能。心的藏神功能具体体现在两个方面:一是心主宰着人的整个精神、心理活动,尤其是对人的精神、意识、思维、睡眠等具体的心神活动和过程起着调控作用;二是主宰整个生命活动。

2. 心的生理联属

(1)在体合脉、其华在面:是指全身的血液都属于心,心的生理功能是否正常以及气血的盛衰,可以从面部的色泽变化反映出来。

(2)在志为喜:是指心的生理功能和情志之"喜"有关。

(3)开窍于舌:舌为心之外候,又有"舌为心之苗"之说。

(4)在液为汗:亦称"汗为心之液",是说心与汗的生成和排泄有密切关系。

附:心包

心包,亦称心包络、膻中,是心脏外面的包膜,有保护心脏的作用。故外邪入侵于心,心包常先受邪。实际上,心包受邪所出现的病症与心是一致的,故在临床辨证与治疗亦是相同的。

(二) 肺

肺在人体脏腑中位置最高,故为"华盖",具有覆盖和保护诸脏抵御外邪的作用。肺五行属金,是人体气和津液代谢的重要脏器。肺与大肠相表里。

1. 肺的主要功能 肺气运动主要包括宣发和肃降两种形式。肺的各种生理功能均是通过肺的宣发、肃降这两种运动来完成的。

(1)主气、司呼吸:肺主气,包括主呼吸之气和主一身之气两方面。主呼吸之气,是指肺有司呼吸的作用,是体内外气体交换的场所;主一身之气,首先体现于气的生成方面,特别是宗气的生成,宗气主要依靠肺吸入的清气和脾胃运化的水谷精气相结合。其次,肺也对全身气机具有调节作用。

(2)主宣发肃降:宣发,是指肺气向上升宣和向外布散的作用。肃降,是指肺气有向内向下通降,维持呼吸道清洁的作用。宣发与肃降协调,有节律地一宣一降,共同维持着呼吸运动的协调和畅,实现体内外气体的正常交换。

(3)通调水道:是指肺对体内水液的输布、运行和排泄有疏通和调节作用。

(4)朝百脉、主治节:是指全身的血液均通过血脉汇聚于肺,通过肺的呼吸,吐故纳新,进行清、浊气体的交换,然后将富含清气的血液再输送到全身的过程。肺朝百脉的作用,归根结底是助心行血。"治节",即治理和调节。肺的治节作用主要体现在四个方面:一是调节呼吸功能;二是治理和调节全身的气机运动;三是辅助心脏,推动和调节血液的运行;四是治理和调节津液的输布、运行和排泄。

2. 肺的生理联属

(1)在体合皮、其华在毛:皮、毛,包括皮肤、毫毛、汗腺等组织,为一身之表,依赖卫气和津液的温润滋养。肺与皮肤的关系可以概括为三个方面:一为肺输布精气,温养皮肤;二为肺宣发卫气,外达皮肤;三为皮肤感邪,常内传于肺。

(2)在志为忧(悲):悲和忧对人体的影响主要是损伤肺中精气和肺的宣降功能。

(3)开窍于鼻:鼻是肺的门户,为气体出入的通道,与肺相连,故有"鼻为肺之窍"的说法。

(4)在液为涕:涕由鼻腔所分泌,有润泽、清洁鼻腔之功。鼻为肺窍,故其分泌物亦属于肺。

(三)脾

脾为"后天之本""气血生化之源",五行属土。脾与胃相表里。

1. 脾的主要功能

(1)主运化:是指脾具有把水谷化为精微,并将精微物质吸收、传输至全身的生理功能。脾的运化包括运化水谷和运化水液两个方面。

(2)主升清:脾气的运动特点是上升。脾主升清,是指脾气上升,将水谷精微等营养物质向上输至肺,化生气血,运行周身,发挥其营养作用;又有升提内脏,防止其下垂,维持人体脏器正常位置的作用。

(3)主统血:是指脾具有统摄、控制血液在脉中正常运行,防止溢出脉外的作用。

2. 脾的生理联属

(1)在体合肉、主四肢:是由于脾为气血生化之源,全身的肌肉都需要依靠脾所运化的水谷精微来营养,才能使肌肉发达,丰满健壮,四肢轻劲,灵活有力。

(2)在志为思:人在思虑过度或所思不遂的情况下,会影响到体内气的升降出入,而致气机郁结。脾胃为气机升降的枢纽,气结于中,则脾的运化升清功能失常,出现不思饮食、脘腹胀闷、头晕失眠等症状。

(3)开窍于口、其华在唇:脾开窍于口,是指人的饮食、口味与脾运化功能有密切关系。口唇的色泽,与全身的气血是否充足有关。由于脾为气血生化之源,所以口唇是否荣润,不仅是全身气血状况的反映,而且也是脾运化水谷精微功能状态的反映。

(4)在液为涎:涎为唾液中较为清稀的部分,正常情况下,上行于口,以辅助脾胃消化功能,但不溢于口外。若脾胃不和,则涎液分泌剧增而发生口涎自出;脾不生津则口干。

(四)肝

肝为"魂之处""血之藏""筋之宗",五行属木。肝与胆相表里。

1. 肝的主要功能

(1)主疏泄:是指肝对人体气机有疏散宣泄,使之通畅调达的作用。肝主升、主动、主散。若肝主疏泄的功能正常,则可调畅全身气机,推动血液和津液正常运行。肝主疏泄功能具体表现在调畅气机、调节情志、影响脾胃运化功能和胆汁代谢等方面。此外,肝的疏泄还有利于三焦水道的通利;调畅气血,调理冲任,调节月经,利于孕育;调节男子精液的正常排泄等。

(2)主藏血:是指肝有贮藏血液、调节血量及防止出血的功能。

2. 肝的生理联属

(1)在体合筋、其华在爪:筋,即筋膜,有连接和约束骨节、肌肉,主持运动等功能。五脏之中,肝与筋关系最为密切,这是因为全身筋膜有赖于肝血的滋养。爪,包括指甲和趾甲,乃筋之延续,"爪为筋之余"。若肝血充盛,则爪甲坚韧明亮、红润;若肝血不足,则爪甲软薄,色泽枯槁,甚则变形、脆裂。

(2)在志为怒:怒对机体的主要影响为"怒则气上"。

(3)开窍于目:肝的经脉上连目系,"肝气通于目",目能视物,有赖于肝血的濡养。

(4)在液为泪:肝开窍于目,泪为目液,所以说肝在液为泪。

(五)肾

肾为"先天之本",五行属水,是人体阴阳之根本。肾与膀胱相表里。

1. 肾的主要功能

(1)肾藏精:是指肾具有贮存和封藏精气的作用。肾所藏之精包括来源于父母的生殖之精,即"先天之精";人体出生后从饮食中获得的营养成分和脏腑所化生的精微物质,即"后天之精"。肾藏精,精能化气,肾精所化之气叫肾气。肾气通过三焦,布散全身。肾中精气的生理作用:一是促进机体的生长、发育与生殖;二是促进脏腑的功能活动。

(2)肾主水:肾有"水脏"之称,具有主持和调节人体水液代谢的功能。

(3)主纳气:是指肾具有摄纳肺吸入之清气,维持呼吸的深度,以保证机体内气体正常交换的功能。

2. 肾的生理联属

(1)在体合骨,主骨生髓,其华在发:髓为肾精所生化,肾中精气充盈,则骨髓、脑髓、脊髓得以充养。肾的荣华反映在头发。

(2)在志为恐:恐惧、害怕等情志活动,与肾的关系密切。"恐伤肾""恐则气下"。

(3)开窍于耳及二阴:耳的听觉功能,依赖于肾中精气的充养,耳为肾之外窍。二阴,指前阴和后阴。尿液的贮存和排泄虽在膀胱,但必须依赖于肾的气化才能完成;人的生殖功能亦由肾所主;大便的排泄,也离不开肾的气化作用。

(4)在液为唾:唾由肾精所化,多出自舌下,具有润泽口腔、助脾胃消化之功。古有吞咽津唾养肾精之说。

《难经》的命门学说(拓展阅读)

二、六腑

(一)胆

胆为六腑之一,又属于奇恒之腑,附于肝之右叶下,呈中空的囊状器官。胆的主要功能为:

> 📌 **考点提示**:胆、胃、大肠、小肠、膀胱、三焦的生理功能

1. 贮存和排泄胆汁 胆汁的化生与排泄全赖于肝疏泄功能的控制和调节。若肝主疏泄正常,则胆汁分泌排泄畅达,脾胃消化功能正常;若肝失疏泄,则胆汁分泌排泄不利,并会影响脾胃的消化功能,如胆汁上逆出现口苦、吐黄绿苦水,胆汁外溢出现黄疸等。

2. 主决断 是指胆在情志方面具有判断事物,并作出决定的作用。

(二)胃

又称胃脘,位于上腹部,上连食管,下接小肠。胃分为上、中、下三部,上部称上脘,包括贲门;中部称中脘,即胃体部分;下部称下脘,包括幽门。胃的主要功能为:

1. 主受纳、腐熟水谷 受纳,是接受和容纳的意思。腐熟,食物经胃初步消化,形成食糜的意思。食物经口进入机体,沿食管向下,容纳于胃内,所以,胃又称"水谷之海""太仓";气、血、津液的化生,均来源于饮食物,故胃又称为"水谷气血之海也"。

2. 主通降,以降为和 通降是指胃气以通畅下降为顺。以降为和的功能是食物消化、吸收的基本条件之一,也是食物化生为气、血、津液等微物质,以营养全身的基本保障之一。

(三)小肠

小肠位于腹中,回环迭积,上通于胃的幽门,下连大肠的阑门。小肠的主要功能为:

1. 受盛化物　是指小肠接受从胃下传的初步消化的食物,并将其进一步消化。

2. 泌别清浊　是指小肠将消化后形成的水谷精微和食物残渣分开,并将水谷精微吸收,食物残渣则下传至大肠。

(四) 大肠

大肠位于腹腔,上端在阑门处与小肠相接,下端紧接肛门,是一个管道器官。大肠的主要功能传化糟粕,即大肠对糟粕中的水分进一步吸收,同时排出糟粕。

(五) 膀胱

膀胱位于下腹中部,上通过输尿管与肾相通,下连尿道,开口于前阴。其主要功能为贮尿和排尿。

(六) 三焦

三焦是上焦、中焦、下焦的总称,是元气和津液的运行通道。其部位划分及其生理功能是:

1. 上焦　包括心与肺。主要生理功能是宣发、布散精微之气,以滋润灌溉于周身。上焦具有"开发""宣化""若雾露之溉"的生理特点。《灵枢·营卫生会》称"上焦如雾"。

2. 中焦　包括脾与胃。主要生理功能是腐熟水谷,运化精微,化生气血津液,为气机升降之枢纽。《灵枢·营卫生会》称"中焦如沤"。

3. 下焦　包括肾、小肠、大肠、膀胱等。主要生理功能为排泄糟粕和尿液。《灵枢·营卫生会》称"下焦如渎"。

三、奇恒之腑

奇恒之腑,包括脑、髓、骨、脉、胆、女子胞。其中,胆既是六腑之一,又属于奇恒之腑,奇恒之腑中除胆与肝相为表里外,其余的都没有相为表里的脏腑,同时,亦没有五行配属。在此仅对脑和女子胞作简要介绍。

1. 脑　居颅内,由髓汇集而成,故称"脑为髓之海"。其主要功能为:主持精神活动和听觉、视觉、嗅觉以及思维、记忆、言语等功能。

2. 女子胞　又称胞宫、子处、子宫,位于小腹正中,居膀胱、直肠之前,下连阴道口,是女性的内生殖器官,也是女子发生月经和孕育胎儿的场所。其主要功能为主月经和孕育胎儿。

四、脏腑之间的关系

人体是一个统一的整体,各脏腑、组织、器官之间不仅在生理功能上相互为用、相互制约、相互依存,而且脏腑之间又以经络为联系通道,构成一个协调统一的整体。

(一) 脏与脏之间的关系

脏与脏之间的关系,主要是从它们的生理功能方面来阐述的。

1. 心与肺　主要是气和血的关系,即"气为血之帅,血为气之母"。

2. 心与脾　主要表现在血液的生成和运行两个方面。

3. 心与肝　主要表现在调节血液和神志活动两个方面。

4. 心与肾　主要表现在两脏的相互协调方面。心在五行属火,位居于上而属阳,肾在五行属水,位居于下而属阴。两者间的协调关系称为"心肾相交"或"水火既济"。

5. 肺与脾　主要体现在气的生成和津液输布、代谢两方面。

6. 肺与肝　主要体现在气机升降调节方面。

7. 肺与肾　主要表现在水液代谢和呼吸运动两方面。

0504

水火失济——
交泰丸(拓展
阅读)

8. 肝与脾　主要表现为肝的疏泄功能和脾的运化功能之间的相互影响。肝与脾在血的生成、贮藏、运行和防止出血等方面亦有密切关系。

9. 肝与肾　主要表现在精血互化和藏泄相济两方面。

10. 脾与肾　肾为先天之本,脾为后天之本。脾之健运,有赖于肾阳的推动;肾中精气亦有赖于后天水谷精微的补养,才能充盈、成熟。先天温养后天,后天充养先天。在病理方面,二者亦互相影响。

(二) 五脏与六腑之间的关系

脏属阴,在里;腑属阳,在表。一脏一腑,阴阳表里,相互配合,共同维持机体正常的生命活动。

1. 心与小肠　心与小肠通过经络相互络属构成表里关系。如小肠有热,可循经上炎于心,出现心烦、舌赤、口舌生疮等病证。反之,心经有火,也可循经下移于小肠,而见尿少、尿赤、尿痛、排尿灼热等小肠实热证。

2. 肺与大肠　肺与大肠通过经络相互络属构成表里关系。生理方面,肺气的肃降,可促进大肠传导功能的发挥;大肠传导功能正常,又有利于肺肃降功能的正常。在病理方面,若肺失肃降,津不下达,则影响大肠的传导功能,可见大便干燥秘结;肺气虚弱,气虚无力推动,可见大便艰涩难行,形成“气虚便秘”;若大肠湿热,壅滞不通,又可导致肺气不利、肺气上逆,出现咳嗽等症。

3. 脾与胃　脾与胃通过经络相互络属构成表里关系。生理方面,脾主升清,胃主降浊。脾气升,则水谷精微得以输布;胃气降,则水谷及糟粕得以下行。脾主运化,胃主受纳,共同完成饮食物的消化、吸收和精微的输布,以滋养全身,合称“后天之本”“气血生化之源”。病理上,两者相互影响,如脾运失职,可影响胃的受纳与和降,出现纳呆、恶心、呕吐、脘腹胀满等症状。反之,饮食不节,食滞胃脘,胃失和降,又会影响脾的运化与升清,而见腹胀、泄泻等病理表现。

4. 肝与胆　肝与胆通过经络相互络属构成表里关系。胆汁源于肝气之余,肝之疏泄,可促进胆汁正常排泄;胆汁排泄通畅,又有利于肝之疏泄。病理上肝胆常相互影响,若肝疏泄功能失常,就会影响胆汁的分泌与排泄;反之,胆汁排泄不畅,亦会影响肝的疏泄功能。此外,肝主谋略,胆主决断,从情志方面来看,谋略后则决断,决断来源于谋略,两者亦是密切相关的。

5. 肾与膀胱　肾与膀胱通过经络相互络属构成表里关系。生理功能方面,膀胱的贮尿和排尿功能,依赖于肾的固摄与气化作用。肾气充足,则固摄有权,膀胱开合有度,肾与膀胱则可共同维持机体水液代谢的输布与排泄。在病理方面,两者也有一定联系,如肾气不足,气化失常,固摄无权,则膀胱开合失度,可见小便失禁、尿频、遗尿或小便不利。

(三) 六腑之间的关系

六腑,以“传化物”为其生理特点。六腑之间的关系主要体现于饮食物的消化、吸收及排泄过程中的相互联系和密切配合。

📖 **临床应用**

肺合皮毛的临床意义

肺与皮毛在生理上相互关联,在病理上相互影响,因此在治疗上可肺病治皮,亦可皮病治肺。不仅外感病、卫分证可从肺论治,有些皮肤病亦可从肺论治,如针刺耳部肺穴可治神经性皮炎,应用荆芥、防风、薄荷、蝉蜕、浮萍等疏风宣肺的中药治疗皮肤病,即是肺合皮毛理论的具体运用。

第二节　精、气、血、津液

📖 **情景导入**

　　王某,女,24岁,超市收银员。一周前因流产导致大出血,经治疗出血停止。但近日出现头晕眼花,面色苍白,口唇爪甲色淡,舌淡,脉细。

　　工作任务

　　1.王某为什么在大出血后出现上述症状?

　　2.王某还可能出现什么症状?试用气血理论进行分析。

　　精、气、血、津液,是构成人体和维持人体生命活动的基本物质,是脏腑、经络等组织器官生理活动的物质基础,也是脏腑生理活动的产物。

一、精

　　精是构成人体和维持人体生命活动的精微物质,是人体生命的本源。精有广义和狭义之分。广义之精,泛指人体内的一切精微物质,包括气、血、津液,以及人体内脏腑之精微和从饮食物中吸收的水谷之精微等。狭义之精,是指肾所藏之精,即生殖之精。

　　1. 精的生成　人体之精,根源于先天,又充养于后天,故精的生成有先后天之分。

　　(1)先天之精:与生俱来,禀受于父母,是形成胚胎的原始物质,主要秘藏于肾。

　　(2)后天之精:是人出生后生成的,来源于饮食水谷。饮食物经过脾胃运化产生水谷精微,以充养五脏。脏腑代谢化生之精气,盈者则秘藏于肾。

　　人体先天之精和后天之精虽然来源有异,但二者之间有着密切关系。即先天之精需要后天之精的不断充养,方可保持充盈;而后天之精又依赖先天之精的资助,才能不断化生。因此有"先天生后天,后天养先天"之言。

　　2. 精的功能

　　(1)繁衍生命:先天之精与后天之精的互根互用和相辅相成,使肾中精气逐渐充盈,当人体发育到一定年龄的时候,便可产生"天癸",以促进人体生殖功能的成熟。男子二八天癸至,精气溢泻;而女子二七天癸至,月事应时而下。此时,若男女媾精,阴阳调和,便可胎孕。故精是繁衍生命的物质基础。

　　(2)推动生长发育:藏于脏腑之精,尤其是肾精,能化肾气,具有推动和促进人体的生长、发育及激发脏腑器官功能活动的重要作用。随着肾中精气盛衰的变化,人体呈现出生、长、壮、老、已的运动规律。

　　(3)濡养脏腑组织:人以水谷为本,水谷经脾胃的消化、吸收,转化为精,精再输送到五脏六腑等组织器官,起着滋养濡润作用,以维持人体的生理活动。其中剩余部分则归藏于肾。

　　(4)生髓化血:肾藏精,精生髓,髓充脑。肾精充实,脑髓充盈,则人体意识清晰、思维敏锐、记忆力强、耳聪目明、反应敏捷、行为灵活。肾精化生骨髓,骨髓滋养骨骼,肾精充盛,骨髓盈满,骨骼生长坚固,则体格健壮、四肢有力、牙齿坚固光泽。肾精生髓,髓藏骨中,骨髓化生血液,成为血液的生成

《黄帝内经·上古天真论》(节选)(拓展阅读)

来源之一。《景岳全书·血证》概括为："血即精之属也"。

二、气

气是人体内一种活力很强、运动不息且无形可见的极精微
物质,是构成人体和维持人体生命活动的最基本物质之一。

> 🖱 考点提示:气的概念及生成

1. 气的生成　气的生成来源有三方面,一是父母的先天之精气,二是饮食物中的水谷之精气,
三是自然界中的清气。先天之精气,禀受于父母的生殖之精,先身而生,故得名;水谷之精气和自然
界中的清气均是人出生后从后天获得,故两者合称为后天之精气。先天之精气和后天之精气,通过
肺、脾、胃、肾等脏腑的共同作用,结合而生成人体之气。

2. 气的运动　气的运动称为"气机"。升、降、出、入是气运动的四种基本形式。气的升降出入
运动是通过脏腑、经络等的生理活动具体表现出来的。从五脏来看,气的运动形式有所侧重,如心位
置在上,其气主降;肺位置在上,又通过气道与外界相通,其气有升、降、出、入四种形式;肝、肾位置在
下,其气主升;脾胃居中,为气机升降之枢纽,脾气主升,胃气主降。六腑之气以降为主,但从总体来
看,气的运动是升已而降,降已而升,升中有降,降中有升,是对立统一协调平衡的。气的升、降、出、
入运动协调平衡,称为"气机调畅"。若气的升降出入运动失去协调平衡,称为"气机失调",可出现
气滞、气逆、气陷等病理现象。"气滞"为气的运动不畅,或局部阻滞不通;"气逆"为气的上升太过或
下降不及;"气陷"为气的上升不及或下降太过;"气脱"为气的外出太过而不能内守;"气闭"为气不
能外达而结聚于内。气的升、降、出、入运动是人体生命的根本,一旦停止,人的生命活动也就终止。
正如《素问·六微旨大论》所言,"出入废则神机化灭,升降息则气立孤危"。

3. 气的功能

(1)推动作用:气具有激发和推动作用。如人体的生长发育,
脏腑、经络等组织器官的生理功能,血液的生成和运行,津液的

> 🖱 考点提示:气的功能

生成、输布和排泄等,均依赖于气的推动作用。若气的推动作用减弱,不仅可影响人体的生长发育,
也可导致脏腑、经络的功能减退,或血液运行障碍,或水液代谢障碍等病变。

(2)温煦作用:气具有通过气化产生热量、温煦机体的作用。如保持人体体温的相对恒定,脏腑、
经络等组织器官的生理活动,血和津液等液态物质的循环运行等,均依赖于气的温煦作用。若气的
温煦作用失常,可出现体温低下、脏腑功能减弱、津血运行迟缓或代谢障碍等虚寒性病变。

(3)防御作用:气具有护卫肌表、防御邪气的作用。《素问·刺法论》曰:"正气存内,邪不可干"。
若气的防御功能减弱,机体抗病能力下降,人体则易于感邪患病。

(4)固摄作用:一方面,气对体内精、血、津液等液态物质具有统摄、控制,防止其流失的作用;另
一方面,气对内脏又有固护作用。若气固摄作用减弱,气不摄血,可致各种出血证;气不摄津,可致自
汗、多尿或小便失禁、流涎、泄泻滑脱等病证;气不摄精,可致遗精、滑精、早泄等病证;气固护内脏作
用失职,可导致内脏下垂,如胃、肾、子宫下垂等病证。

> 📖 **知识链接**
>
> 　　临床应用补中益气丸(含黄芪、人参、白术、炙甘草等补气药)补中益气、升阳举陷,治疗脾
> 胃气虚,摄纳无力,升举无能所致的自汗、久泻、久痢、脱肛、子宫脱垂等病证,就是气固摄作用
> 的具体体现。

(5)气化作用:气化是指通过气的运动而产生的各种生理变化,即精、气、血、津液各自的新陈代谢及其相互转化。如饮食物转化成水谷之精微,再化成精、气、血、津液,食物残渣转化成糟粕,津液转化成汗液、尿液等都是气化作用的具体表现。若气化功能失常,可出现饮食物不能转化为水谷精微,食物残渣不能转化为糟粕,津液代谢失常等病变,中医称其为"气化失司"。

4. 气的分类　由于气的生成来源、分布部位和功能特点的不同,中医又将其分为元气、宗气、营气、卫气等。

(1)元气:人体中最根本、最重要的气,是人体生命活动的原动力,又称原气、真气。元气是由先天之精化生,又赖后天脾胃运化的水谷之精微滋养而充盛。元气发源于肾,通过三焦输布全身,内至五脏六腑,外至肌肤腠理,无处不到。元气的功能主要体现在两方面:一是推动、调节人体的生长发育和生殖功能;二是推动和调节脏腑、经络等组织器官的生理活动。

(2)宗气:聚集于胸中的气。宗气生成来源有二:一是脾胃化生的水谷之精气,二是肺吸入的自然界清气。二者相合而成宗气。宗气聚于胸中,贯注于心肺,通过心肺的作用输布全身。宗气的功能也主要体现在两方面:一是助肺司呼吸,二是助心行血。即所谓"走息道以行呼吸,贯心脉以行气血"。凡语言、声音、呼吸、心脏搏动的强弱等都与宗气的盛衰有关。

(3)营气:是指运行于脉中,具有营养作用的气。营气与血同行于脉中,可分不可离,故常"营血"并称。因其富有营养作用,又称"荣气"。营气相对于卫气而言属于阴,故营气又称"营阴"。营气主要来源于脾胃运化的水谷精气,由其中精华的部分所化生。营气分布于脉中,成为血液的组成部分,循脉上下,营运全身。故营气具有化生血液,营养全身的生理功能。

(4)卫气:是指运行脉外,具有护卫功能的气。卫气相对于营气而言属于阳,故卫气又称"卫阳"。卫气主要来源于脾胃运化的水谷精气,由其中慓疾滑利的部分所化生。卫气经肺的宣发,运行于脉外,布散于全身。卫气的功能主要体现在三方面:一是护卫肌表,防御外邪入侵;二是温养脏腑、肌肉、皮毛等;三是调节腠理开合,控制汗液排泄,维持体温相对恒定。

0507

何谓"腠理"
(拓展阅读)

三、血

血是循行于脉中、富有营养和滋润作用的赤色液态样物质,是构成人体和维持人体生命活动的基本物质之一。

1. 血的生成　血的生成来源主要有二:一是来源于脾胃化生的水谷精微;二是肾精。

(1)水谷精微化血:水谷精微是血的主要来源。饮食水谷经过胃的腐熟、脾的运化,转化为水谷精微,水谷精微再经过脾的升清作用上输于肺,与肺吸入的自然界清气相结合,再通过心肺的气化作用,注于脉中化赤为血。

(2)肾精化血:肾藏精,精化髓,骨髓为生血之器,肾精也是血液化生的基本物质。

2. 血的功能

(1)营养滋润作用:血具有营养和滋润全身的生理功能。
血在脉中循行,内至脏腑,外达皮肉筋骨,对全身各脏腑组织器官起着充分的营养和滋润作用,以维持其正常的生理活动。如《素问·五藏生成篇》曰:"肝受血而能视,足受血而能步,掌受血而能握,指受血而能摄"。血的营养滋润作用,可从面色、肌肉、皮肤、毛发、感觉和运动的灵活与否等方面反映出来。血液充盈,则面色红润、肌肉丰满壮实、皮毛润泽、感觉灵敏、运动自如;反之,血液不足,可导致全身或局部血虚失养的病理变化,如面色萎黄、肌肤干燥、毛发枯黄、肢体困倦、麻木等。

0508

血的运行
(拓展阅读)

🔎 考点提示:血的功能

(2)人体神志活动的物质基础:血是人体神志活动的主要物质基础。血液充盛,血脉和调,则精力充沛、神志清晰。如血虚不能养神,则可见心悸、失眠、多梦、健忘、迟钝等症状,失血严重者还可出现神志恍惚、昏迷等症状。

四、津液

津液是人体内一切正常水液的总称。包括各脏腑组织器官内的液体及其正常的分泌物,如胃液、肠液、涕液、泪等,是构成人体和维持人体生命活动的基本物质之一。

津和液,同属水液,同源于饮食水谷,有赖于脾胃运化功能而成。二者可互相转化,故常津液并称。但两者在性状、分布、功能等方面又有一定的区别(表5-1)。

表5-1　津与液的鉴别

	津	液
性状	较清稀,流动性较大	较稠厚,流动性较小
分布	散布于体表皮肤、肌肉和孔窍,渗注于血脉	灌注于骨节、脏腑、脑、骨髓等处
功能	滋润	濡养

1. 津液的代谢　津液的代谢包括津液的生成、输布、排泄等一系列复杂的生理过程,涉及多个脏腑,尤以脾、肺、肾三脏的综合调节为首要。《素问·经脉别论》对津液的生成、输布、排泄的全过程作了简要概括,即"饮入于胃,游溢精气,上输于脾,脾气散精,上归于肺,通调水道,下输膀胱,水精四布,五经并行"。

(1)津液的生成:津液来源于饮食水谷。胃"游溢精气"而吸收饮食水谷中的部分精微;小肠泌别清浊,吸收大量水液;大肠吸收食物残渣中的部分水液。胃、小肠、大肠所吸收的水液,上输于脾,经脾的运化,转化为津液。

(2)津液的输布:津液经过脾的转输,肺的通调水道,肾的蒸腾气化,借三焦为通道,输布于全身。

(3)津液的排泄:津液的排泄与肾、肺、大肠、膀胱等脏腑的生理功能密切相关,主要是通过排出尿液和汗液来完成的。此外,呼吸和排便也会耗损部分水分。

2. 津液的功能

(1)滋润濡养:津液来自于水谷精微,又是液态物质,具有滋润濡养脏腑组织器官的作用。如灌注于内脏,则滋养脏腑;渗注于骨及脑,能充养骨髓、脑髓;流注于关节,能润滑关节;布散于体表,能润泽肌肤、毛发;输注于孔窍可滋润鼻、目、口、耳等官窍。

(2)化生血液:津液渗入脉中,则成为血液的组成部分,起到濡养和滑利血脉的作用。

五、精、气、血、津液之间的关系

(一) 气与血的关系

气与血相互依存、相互为用。二者关系可概括为"气为血之帅,血为气之母"。

考点提示:气与血的关系

1. 气为血之帅　包括气能生血、行血、摄血三个方面。

(1)气能生血:一是指气为生血的物质基础,主要是指营气是血液的组成部分;二是指血的生成是通过气的运动变化完成的。从摄入饮食物,到转化成水谷精微;水谷精微转化成营气和津液;营气和津液再转化成赤色的血液。其中的每一个过程都是气化的结果。

（2）气能行血：是指气能推动血的运行。一方面,气能直接推动血的运行;另一方面,气又能通过促进脏腑的功能活动推动血液运行。如血的正常运行需要心气的推动、肺气的宣散、肝气的疏泄调达等。气行则血行,气滞则血瘀。

（3）气能摄血：是指气能统摄血液循于脉道而不溢出脉外。气能摄血主要体现在脾气统血的生理功能中。如果气虚不能统摄血液,则血溢于脉外,可见便血、崩漏等各种出血证,称"气不摄血"或"脾不统血"。

2. 血为气之母　包括血能养气、载气两个方面。

（1）血能养气：气舍于血,血不断为气的生成提供营养,血是气的物质基础。血盛则气旺,血虚则气少。

（2）血能载气：血是气的载体。气存在于血液之中,依附于血而不致散失,依赖于血液的运行而布达全身,故说血能载气。大失血的患者,气也随之涣散,可形成气随血脱的证候。

（二）气与津液的关系

1. 气对津液的作用　包括气能生津、行津、摄津三个方面。

（1）气能生津：气为津液生成的动力。津液的生成来源于水谷之精气,而水谷精气的生成又依赖于脾胃的运化功能。气能激发推动脾胃的运化功能,化生津液。

（2）气能行津：气的运动是津液输布和排泄的动力。人体内津液的输布和排泄,全赖气的升降出入运动。如肺的宣发肃降、脾的运化转输、肾的蒸腾气化,都是气的作用,即"气行则水行"。

（3）气能摄津：气能控制体内津液的排泄,防止其无故流失。

2. 津液对气的作用　津能载气,是指津液也是气运行的载体之一。气依附于津液而存在,故说津能载气。

精、气、血、津液之间的关系补充（拓展阅读）

扫一扫,看总结

扫一扫,测一测

思考与练习

1. 心的主要生理功能是什么？

2. 为什么称脾为后天之本？

3. 肝主疏泄的功能主要表现在哪几个方面？

4. 简述津液的生成、输布与排泄过程。

5. 气和血之间的关系如何？

（董　红）

75

第六章　经络与腧穴

扫一扫,
自学汇

学习目标

1. 掌握十二经脉的命名、分布、循行走向和交接规律;腧穴的定位方法和临床常用腧穴的定位、主治要点。
2. 熟悉经络的组成、生理功能,经络学说在临床的应用,腧穴的作用。
3. 了解经络的概念、腧穴的分类、奇经八脉。
4. 学会常用腧穴的取穴方法。
5. 具有尊重生命、精心照护的情怀,养成腧穴精确定位的质量意识。

经络与腧穴是中医理论体系的重要组成部分,它不仅是针灸学的理论核心,也是中医护理学的重要内容。经络是人体运行气血、联络脏腑、沟通内外、贯穿上下的通路;腧穴是人体脏腑经络之气输注于体表的部位。腧穴通过经络,内连脏腑,外连肌肉、皮肤。脏腑的病变可由经络反映到体表,因此,临床上可通过对体表腧穴的刺激,调节人体脏腑、气血的功能,从而达到防病治病的目的。

第一节　经络总论

导入情景

针灸科今天来了一位患者——王阿姨,诉因弯腰搬花盆时突感腰部疼痛难忍,并伴有左下肢后侧的放射痛,行走时疼痛加重,由两人搀扶前来就诊。查体:腰阳关穴左侧靠近大肠俞穴处压痛明显,环跳穴处有深压痛,直腿抬高试验(+),舌苔薄白,脉沉紧。诊断为"痛痹"。

工作任务
1. 明确病变所属经脉。
2. 给予患者合理的护理。

经络学说是研究人体经络系统的循行分布、生理功能、病理变化及其与脏腑间相互关系的学说。

一、经络的概念

经络是经脉和络脉的总称。经,有路径的含义,经脉贯通上下,沟通内外,是经络系统中的主干;络有网络的含义,络脉是经脉别出的分支,较经脉细小,纵横交错,遍布全身。

二、经络系统的组成

经络系统是由经脉和络脉组成(图 6-1)。

> 📍 **考点提示**:经络系统的组成

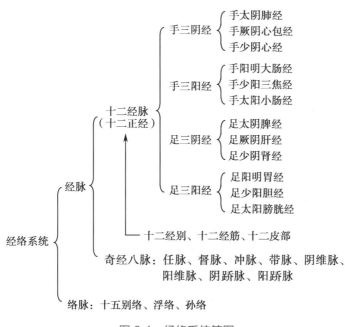

图 6-1 经络系统简图

📖 **知识链接**

经络的现代医学研究

我国学者采用多种理化方法(如电、声、光、核、气等)和神经生物形态学方法(如荧光双标法等),对经络进行了大量研究。已有资料显示:经络现象是客观存在的,其中循经感传尤为多见,是一种正常的生命现象。人体体表可以观察到与经脉循行路线基本一致的线路。它与人体功能的调节密切相关。经脉和脏腑间确有相对特异性联系。

三、十二经脉

十二经脉即手三阴经(肺、心包、心)、手三阳经(大肠、三焦、小肠)、足三阴经(脾、肝、肾)、足三阳经(胃、胆、膀胱)的总称。它们是经络系统的主体,故又称"正经"。

(一)命名与分布

十二经脉的命名,包括了手足、阴阳、脏腑三个要素。十二经脉对称地分布于人体的两侧,分别循行于上肢或下肢的内、

> 📍 **考点提示**:十二经脉分布、命名、循行走向和交接规律

微课堂：十二正经的命名和分布（微课）

外侧，分属于一脏或一腑。行于上肢为手经，行于下肢为足经；行于肢体内侧为阴经，行于肢体外侧为阳经；阴经属脏，阳经属腑。

（二）循行走向和交接规律

十二经脉的循行走向是：手三阴经从胸走手，手三阳经从手走头，足三阳经从头走足，足三阴经从足走腹胸。

十二经脉的交接规律是：相表里的阴经与阳经在手足末端交接，同名阳经在头面部交接，相互衔接的阴经在胸部交接。

由于十二经脉通过手足阴阳表里经的联接而逐经相传，所以就构成了一个周而复始、如环无端的传注系统。气血通过经脉，内到脏腑器官，外达肌表，营养全身。

四、奇经八脉

奇经八脉是任脉、督脉、冲脉、带脉、阴维脉、阳维脉、阴跷脉、阳跷脉的总称。它们与十二正经不同，既不直属于脏腑，又无表里配合关系，"别道奇行"，故称"奇脉"。

（一）循行

八脉中的督、任、冲脉皆起于胞中，同出会阴，称为"一源三歧"。其中督脉行于腰背正中，上至头面；任脉行于胸腹正中，上抵颏部；冲脉与足少阴肾经相并上行，环绕口唇。带脉起于胁下，环身一周，状如束带。

（二）功能

奇经八脉纵横交错地分布于十二经脉之间，其功能主要体现在两个方面：其一，沟通了十二经脉之间的联系，如督脉与六阳经皆有联系，具有总督一身诸阳的作用，称为"阳脉之海"，督脉在循行时属肾入脑，故与脑、骨髓、肾有密切联系；任脉与六阴经皆有联系，具有总督一身诸阴的作用，称为"阴脉之海"，任与"妊"相通，与女子妊娠有关；冲脉与任脉、督脉、足少阴肾经、足阳明胃经等有联系，具有涵蓄十二经气血的作用，称为"十二经之海"，又称"血海"，与妇女的月经有密切关系；带脉约束联系了纵行于躯干部的诸条足经。其二，奇经八脉对十二经脉气血有蓄积和渗灌的调节作用。

五、经络的生理功能和经络学说的临床应用

（一）经络的生理功能

1. 联络脏腑、沟通肢窍　人体的五脏六腑、四肢百骸、五官九窍、皮肉筋骨等组织器官，之所以保持相对的协调与统一，完成正常的生理活动，是依靠经络系统的联络沟通实现的。

2. 运输气血、濡养全身　气血是人体生命活动的物质基础，必须依赖经络的传注，才能输布全身，以温养濡润全身各脏腑组织器官，维持机体正常功能。

3. 抵御外邪、保卫机体　由于经络能够"行气血而营阴阳"，营气行于脉中，卫气行于脉外，使营卫之气密布于周身，起到抵御外邪、保卫机体的作用。

（二）经络学说的临床应用

1. 阐释病理变化　由于经络是人体内外通达的一个通路，在疾病状态下，其又是病邪传注的途径。如心火亢盛下移小肠，出现小便赤涩灼痛；而小肠有热，随经络上犯于心，出现心烦、口舌生疮的心火上炎证。

2. 指导疾病诊断　由于经络有一定的循行部位和脏腑络属，可以反映所属脏腑的病证，因而在

临床上可以用于疾病的诊断。如足太阳膀胱经行于后头部及项背部,临床上,后头部连及项部疼痛可考虑足太阳膀胱经病变。

3. 指导临床治疗　针灸、推拿治病是通过刺激腧穴,以疏通经气,恢复调节人体气血的功能,从而达到治病的目的。临床治疗时通常根据经脉循行和主治特点进行循经取穴。如胃痛循经选取足三里、梁丘穴,下牙痛取合谷穴,上牙痛取内庭穴等。

4. 指导预防保健　临床上可用调理经络的方法来预防疾病。如古今把灸足三里穴作为保健的方法之一。

第二节　腧 穴 总 论

> 📖 **导入情景**
>
> 　　王某,23 岁。右侧头颞部反复发作性胀痛 6 年,加重 1 年。患者于 6 年前因学习压力大出现右侧头颞部胀痛,且反射至整个右侧头部,伴有恶心、呕吐,曾服药物治疗,稍有好转。每因精神紧张又复发,近一年来,疼痛加剧。诊断为头痛。辨证:肝阳上亢(少阳枢机不利,脉络壅滞)。根据病情,处以针刺、穴位按摩治疗。取穴:率谷(右)、足临泣(左)、阿是穴。
>
> 　　**工作任务**
>
> 　　1. 试分析治疗所取穴位分布的经络及取穴的原则。
>
> 　　2. 选择适宜的按摩手法对相应穴位进行按摩。

腧穴是穴位的统称,是人体脏腑经络之气输注于体表的特殊部位。"腧"具有运输和输注的意思,"穴"有孔隙、孔穴的意思。

特定穴
(拓展阅读)

一、腧穴的分类

腧穴分为十四经穴、经外奇穴、阿是穴三类。

(一) 十四经穴

十四经穴简称"经穴",是指归属于十二经脉和任、督二脉上的腧穴,现有 361 个。十四经穴既有具体的名称、归经,又有固定的位置,是腧穴的主要部分。

(二) 经外奇穴

经外奇穴简称"奇穴",是指既有具体的名称,又有明确的位置,但不归属于十四经脉的腧穴。这类腧穴对某些病证具有特殊的治疗作用,如四缝穴治疗小儿疳积等。

(三) 阿是穴

阿是穴又称天应穴、不定穴等。这一类腧穴既无具体名称,又无固定位置,而是以压痛点或与病痛有关的反应点作为针灸施术的部位。

经穴、奇穴、阿是穴的比较
(图片)

> ✒ **知识链接**
>
> 　　唐代医学家孙思邈的《备急千金要方》载"有阿是之法,言人有病痛,即令捏其上,若里当其处,不问孔穴,即得便快成(或)痛处。即云阿是,灸刺皆验,故曰阿是穴也"。

二、腧穴的作用

（一）诊断作用

腧穴有反映病证、协助诊断的作用。如肠痈患者，有时在阑尾穴处有压痛；长期消化不良的患者可在脾俞穴处见到异常变化。

（二）治疗作用

1. 近治作用　是指腧穴均有治疗其所在部位及其邻近组织、器官病证的作用，即"腧穴所在，主治所能"。

2. 远治作用　是指十二经脉在四肢肘、膝关节以下的腧穴，不仅具有治疗局部病证的作用，还具有治疗本经循行所及的远端部位脏腑、组织、器官病证的作用，即"经脉所过，主治所及"。如合谷穴不仅能治疗上肢病证，还可以治疗颈部、头面部病证。

3. 特殊作用　腧穴的特殊作用包括两个方面：一是指有些穴位的治疗作用具有相对特异性，如针刺大椎穴能退热、灸至阴穴可矫正胎位等。二是指针刺某些腧穴，对机体的不同状态可起到双向的良性调节作用。例如泄泻时，针刺天枢穴能止泻；便秘时，针刺天枢穴又能通便。心动过速时，针刺内关穴能使心率减慢；心动过缓时，针刺内关穴又可使心率增快而恢复正常。

三、腧穴的定位方法

（一）体表解剖标志定位法

又称"自然标志定位法"，是以人体解剖学的各种体表标志为依据来确定腧穴位置的方法。可分为两种。

考点提示：腧穴的定位方法

1. 固定标志　是指不受人体活动影响而位置固定不移的标志，如五官、爪甲、乳头、肚脐、骨节的突起或凹陷等，在乳头中央取乳中穴、肚脐中央取神阙穴便是。

2. 活动标志　是指需要采取相应的动作姿势才会出现的标志。包括皮肤的皱襞、肌肉的凹陷、肌腱的显露以及某些关节间隙等。如张口取耳门穴，闭口取下关穴等。

（二）"骨度"折量定位法

是指以患者体表骨节为主要标志折量其全身各部的长度和宽度，定出分寸，用于腧穴定位的方法。即将设定的两部位之间的长度折量为一定的等分，每一等分为 1 寸（表 6-1 和图 6-2）

表 6-1　常用骨度分寸表

部位	起止点	折量寸	度量法	说明
头面部	前发际正中至后发际正中	12	直寸	用于确定头部经穴的纵向距离
	眉间（印堂）至前发际正中	3	直寸	用于确定前或后发际及其头部经穴的纵向距离
	第 7 颈椎棘突下（大椎）至后发际正中	3	直寸	
	眉间（印堂）至第 7 颈椎棘突下（大椎）	18	直寸	
	两额发角（头维）之间	9	横寸	用于确定头前部经穴的横向距离
	耳后两乳突（完骨）之间	9	横寸	用于确定头后部经穴的横向距离
胸腹	胸骨上窝（天突）至胸剑联合中点（歧骨）	9	直寸	用于确定胸部任脉经穴的纵向距离
胁部	胸剑联合中点（歧骨）至脐中	8	直寸	用于确定上腹部经穴的纵向距离

续表

部位	起止点	折量寸	度量法	说明
胸腹胁部	脐中至耻骨联合上缘(曲骨)	5	直寸	用于确定下腹部经穴的纵向距离
	两乳头之间	8	横寸	用于确定胸腹部经穴的横向距离
	腋窝顶点至第11肋游离端(章门)	12	直寸	用于确定胁肋部经穴的纵向距离
背腰部	肩胛骨内缘(近脊柱侧点)至后正中线	3	横寸	用于确定背腰部经穴的横向距离
	肩峰缘至后正中线	8	横寸	用于确定肩背部经穴的横向距离
上肢部	腋前、后纹头至肘横纹(平肘尖)	9	直寸	用于确定上臂部经穴的纵向距离
	肘横纹(平肘尖)至腕横纹	12	直寸	用于确定前臂部经穴的纵向距离
下肢部	耻骨联合上缘至股骨内上髁上缘	18	直寸	用于确定下肢内侧足三阴经穴的纵向距离
	胫骨内侧髁下方至内踝尖	13	直寸	
	股骨大转子至腘横纹	19	直寸	用于确定下肢外后侧足三阳经穴的纵向距离(臀沟至腘横纹相当14寸)
	腘横纹至外踝尖	16	直寸	用于确定下肢外后侧足三阳经穴的纵向距离

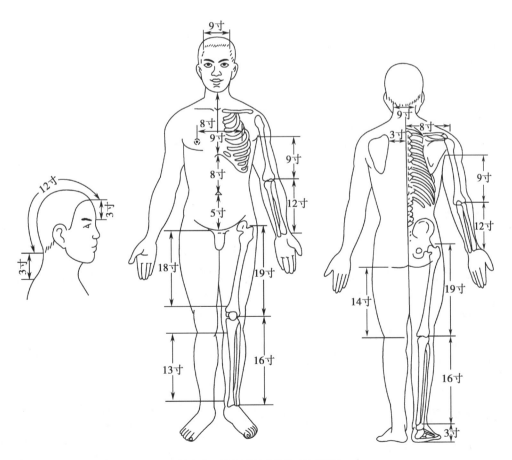

图6-2 常用"骨度"分寸示意图

（三）指寸定位法

是指依据患者本人手指所规定的分寸量取腧穴的定位方法,也称"手指同身寸定位法""手指比量法"。临床常用的指寸定位法有以下 3 种(图 6-3):

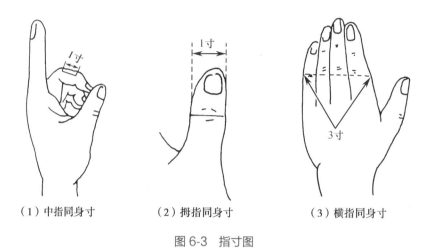

（1）中指同身寸　　　　　（2）拇指同身寸　　　　　（3）横指同身寸

图 6-3　指寸图

1. 中指同身寸　是以患者的中指屈曲成环形,以中指中节桡侧两端纹头之间的距离为 1 寸。
2. 拇指同身寸　是以患者拇指的指间关节的宽度作为 1 寸。
3. 横指同身寸　令患者将示指、中指、无名指和小指并拢,以中指近心端指间关节的伸侧横纹为标志,其四指的宽度为 3 寸。又称"一夫法"。

（四）简便取穴法

简便取穴法是临床长期实践摸索得出的一种简便易行的取穴方法。如立正姿势,垂手中指指端取风市穴;垂肩屈肘平肘尖处取章门穴等。

第三节　常用腧穴

📖 情景导入

刘某,男,36 岁。2014 年 10 月 2 日初诊。患者自诉近一个月来胃脘部经常疼痛,不想吃饭,用手按压疼痛减轻,天气变冷时疼痛加重,畏寒肢冷,大便一日 2 次。查:舌质淡,苔薄白,脉沉迟无力。诊断:胃脘痛(脾胃虚寒型)。

工作任务

1. 适用于该患者的护理方法有哪些?

2. 如果实施拔罐护理,应选用哪些腧穴?

一、十四经穴

（一）列缺（手太阴肺经）

1. 定位　桡骨茎突上方,腕掌侧远端横纹上 1.5 寸(图 6-4)。

🔲 考点提示:常用腧穴的定位和主治

简便取穴法:双手虎口自然十字交叉,一手示指按在另一手桡骨茎突上,示指尖下凹陷中即是列缺穴。

2. 主治要点 "四总穴歌"载"头项寻列缺"。按摩列缺可以治疗外感头痛、项强、咳嗽、气喘、咽喉肿痛、口喝、齿痛等,常配伍合谷穴。

(二) 少商(手太阴肺经)

1. 定位 在拇指末节桡侧,距指甲角 0.1 寸(图 6-4)。
2. 主治要点 用三棱针点刺出血治疗咽喉肿痛。

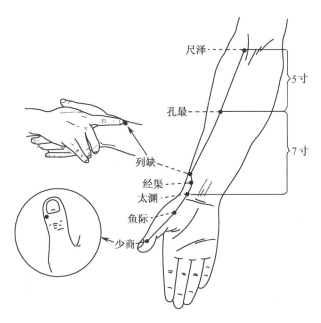

图 6-4 列缺、少商定位

(三) 合谷(手阳明大肠经)

1. 定位 在手背,第 1、2 掌骨间,当第 2 掌骨桡侧的中点处(图 6-5)。

简便取穴法:以一手拇指指关节横纹压在另一手拇、示指之间的指蹼缘上,当拇指尖下即是合谷穴。

2. 主治要点

(1)"四总穴歌"载:"面口合谷收",本穴是治疗头面五官病的要穴,如外感头痛、头晕、目赤肿痛、鼻渊、鼻衄、下牙痛、牙关紧闭、耳聋、痄腮、面瘫、面肌抽搐等。

(2)有较好的全身镇痛作用,特别对牙痛,有明显止痛效果。

(3)退热,可治发热无汗,对感冒发热效果较好。

(4)对汗液分泌有双向调节作用,即无汗能汗,多汗能止。

3. 禁忌 孕妇禁用。

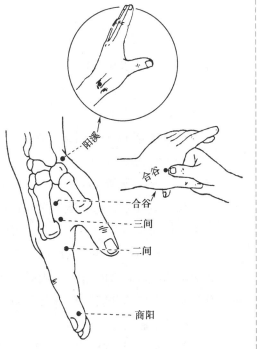

图 6-5 合谷穴

微课堂:四总穴歌(微课)

83

(四) 曲池(手阳明大肠经)

1. 定位　在肘横纹桡侧端,屈肘时当尺泽穴与肱骨外上髁连线的中点处(图6-6)。

2. 主治要点

(1)擅长治疗热证,咽喉肿痛,皮肤病,上肢肿痛、麻痹、瘫痪等。

(2)每日按压曲池穴1~2分钟,使酸胀感向下扩散,有预防高血压的作用。

(五) 迎香(手阳明大肠经)

1. 定位　在鼻翼外缘中点旁开约0.5寸,当鼻唇沟中(图6-7)。

2. 主治要点

(1)治鼻病要穴,用于鼻塞流涕、不闻香臭等。

(2)经常按摩迎香穴可以预防感冒。

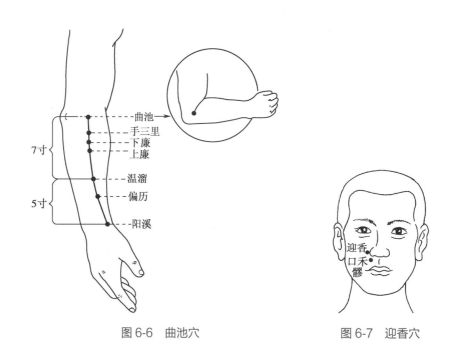

图6-6　曲池穴　　　　　　　　图6-7　迎香穴

(六) 天枢(足阳明胃经)

1. 定位　脐中旁开2寸处(图6-8)。

2. 主治要点

(1)对肠道功能有双向良性调节作用,可治疗腹痛、腹胀、肠鸣、泄泻、痢疾、便秘等。

(2)月经不调、痛经。

(七) 足三里(足阳明胃经)

1. 定位　小腿前外侧,犊鼻穴下3寸,胫骨前嵴外一横指处(图6-9)。

2. 主治要点

(1)胃肠道疾病要穴,用于治疗胃胀、胃痛、嗳气、吞酸、呕吐、呃逆、腹痛、腹泻、便秘、痢疾等症。

(2)本穴有强壮补虚的作用。中医有"若要安,三里常不干"的说法,常灸足三里穴对人体各系统都有调理之功,具有扶正培元、平衡阴阳、祛邪防病的作用,可使人体元气不衰,延年益寿。常与气海、关元、膏肓穴配伍。

(3)足三里穴穴位注射治疗放、化疗所致白细胞减少症,术后早期炎性肠梗阻,小儿哮喘,风疹等。

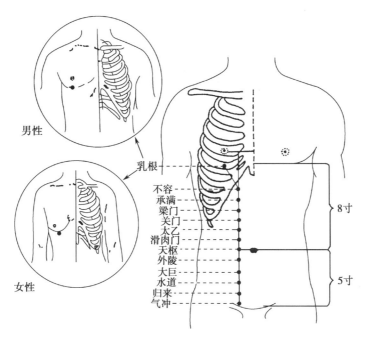

图 6-8 天枢穴

(4)配伍环跳、风市、阳陵泉、悬钟等穴治疗下肢麻木、疼痛、功能障碍等。

(5)配伍曲池、太冲、风池穴降血压。

（八）丰隆（足阳明胃经）

1. **定位** 外踝高点上 8 寸，条口穴外开一寸（图 6-9）。

2. **主治要点** 是全身祛痰之要穴，用于治疗痰多湿盛导致的咳嗽、头痛、眩晕、腹胀、便秘、癫狂、下肢痿痹等症。

（九）三阴交（足太阴脾经）

1. **定位** 小腿内侧，内踝尖上 3 寸，胫骨内侧面后缘（图 6-10）。

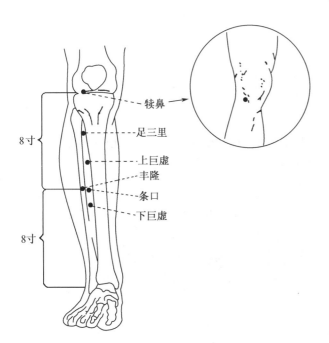

图 6-9 足三里、丰隆穴

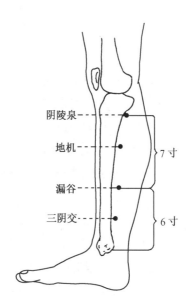

图 6-10 三阴交、阴陵泉穴

2. 主治要点

(1)生育、小溲方面的病证都以本穴为主穴之一进行治疗,可用于月经不调、崩漏、赤白带下、阴挺、痛经、滞产、不孕、遗精、阳痿、遗尿、小便不利等的治疗。

(2)胃肠道疾病要穴,可治疗因脾胃虚弱而导致的消化系统疾病,常与足三里穴配伍。

3. 禁忌 孕妇禁用。

(十)阴陵泉(足太阴脾经)

1. 定位 胫骨内侧髁后下方凹陷处(图6-10)。

2. 主治要点 脾虚湿盛所致的腹胀、泄泻、水肿、小便不利等。

(十一)神门(手少阴心经)

1. 定位 腕横纹尺侧端,尺侧腕屈肌腱的桡侧凹陷处(图6-11)。

2. 主治要点 凡心主血脉、心主神志的功能异常导致的疾病都可取本穴治疗,如心烦、心痛、健忘、失眠、惊悸、怔忡等,多与三阴交穴配伍。

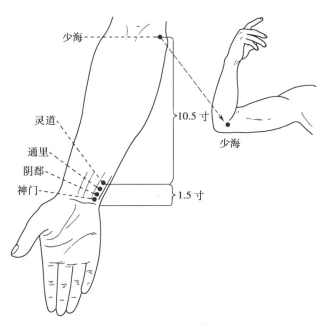

图6-11 神门穴

(十二)后溪(手太阳小肠经)

1. 定位 在手掌尺侧,微握拳,当第5掌指关节后的掌横纹头赤白肉际处(图6-12)。

2. 主治要点 头项强痛、肩背痛、目赤肿痛等。

(十三)肺俞(足太阳膀胱经)

1. 定位 在背部,当第3胸椎棘突下,旁开1.5寸(图6-13)。

2. 主治要点

(1)治疗各种肺疾的常用穴,如感冒发热、咳嗽、哮喘、肺痨、盗汗、咯血等。

(2)肺主毛皮,故可用治皮肤疾病,如荨麻疹等。

(十四)心俞(足太阳膀胱经)

1. 定位 在背部,当第5胸椎棘突下,旁开1.5寸(图6-13)。

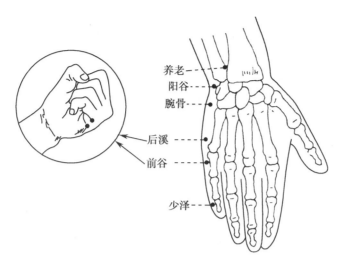

图 6-12 后溪穴

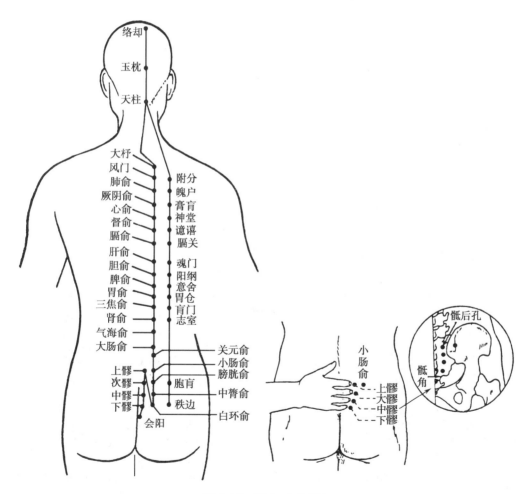

图 6-13 肺俞、心俞等穴

2. 主治要点 心痛、心悸、癫狂痫、癔病、失眠、健忘等心神疾病。

(十五) 脾俞(足太阳膀胱经)

1. 定位 在背部,当第 11 胸椎棘突下,旁开 1.5 寸(图 6-13)。

2. 主治要点

(1)腹胀、呕吐、泄泻等脾胃诸疾。

(2)脾胃虚弱,脾不统血,血不归经导致的皮下出血、崩漏等。

(十六) 肾俞(足太阳膀胱经)

1. 定位 在背部,当第 2 腰椎棘突下,旁开 1.5 寸(图 6-13)。

2. 主治要点 遗精、阳痿、月经不调、水肿、耳鸣、耳聋、腰膝酸软、精神疲惫等属于肾气不足、肾精亏乏所致的疾病。

(十七) 委中(足太阳膀胱经)

1. 定位 在腘横纹中央,当股二头肌与半腱肌腱的中间(图 6-14)。

2. 主治要点 "四总穴歌"载:"腰背委中求"。是治疗腰背及下肢疼痛、半身不遂等疾病的常用穴。

(十八) 涌泉(足少阴肾经)

1. 定位 在足底部,足趾跖屈时,约当足底(去趾)前 1/3 与后 2/3 交界处凹陷中(图 6-15)。

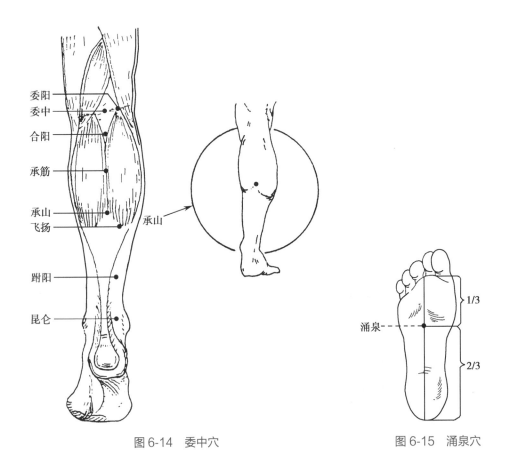

图 6-14 委中穴   图 6-15 涌泉穴

2. 主治要点

(1)可治疗肾虚虚火上浮导致的顽固性头痛、失眠、咽喉炎、牙痛、高血压等。

(2)有急救作用,是治疗昏迷、休克、小儿惊风、昏厥的有效穴位。

（十九）太溪（足少阴肾经）

1. 定位　在内踝高点与跟腱之间的凹陷处（图6-16）。

2. 主治要点　是补肾要穴。各种肾虚之证，均以本穴为主穴，如遗精、阳痿、月经不调、小便频数、便秘、头晕、耳鸣、耳聋、齿痛、咽痛、失眠、健忘、腰痛等。

（二十）内关（手厥阴心包经）

1. 定位　腕横纹上2寸，掌长肌腱与桡侧腕屈肌腱之间（图6-17）。

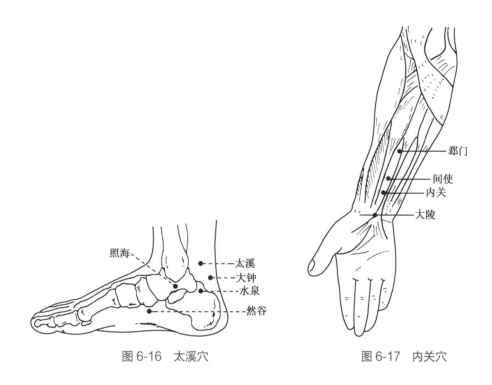

图6-16　太溪穴　　　　　　　图6-17　内关穴

2. 主治要点

(1)"心胸内关谋"，内关穴是治疗心痛、心悸、胸闷、胸痛的主穴。按揉内关穴，对心律失常有双向调节作用。

(2)治疗失眠的要穴（尤其对心理压力比较大、焦虑导致的失眠效果更佳）。

(3)对晕车出现的恶心呕吐，手指重按亦有效。

（二十一）支沟（手少阳三焦经）

1. 定位　在前臂伸侧，当阳池与肘尖的连线上，腕背横纹上3寸，尺骨与桡骨之间（图6-18）。

2. 主治要点

(1)各种原因导致的胁肋疼痛，多与丘墟穴配伍。

(2)与丰隆穴配伍治疗便秘效果好。

（二十二）风池（足少阳胆经）

1. 定位　在颈部，当枕骨之下与风府穴相平，胸锁乳突肌与斜方肌上端之间的凹陷处（图6-19）。

2. 主治要点

(1)风寒、风热导致的头痛、鼻塞、恶寒、发热，可使用本穴。

(2)内风导致的头痛、眩晕、中风舌强不语。

(3)治疗目疾的主穴之一。

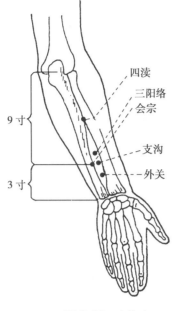
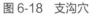
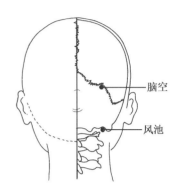

图 6-18　支沟穴　　　　　　　　　　图 6-19　风池穴

(二十三) 肩井 (足少阳胆经)

1. 定位　在肩上,当大椎穴与肩峰连线的中点(图 6-20)。

2. 主治要点

(1)肩背疼痛、上肢不遂。

(2)乳少、乳痈。

3. 禁忌　孕妇禁用。

(二十四) 环跳 (足少阳胆经)

1. 定位　在股外侧部,侧卧屈股,当股骨大转子最凸点与骶管裂孔连线的外 1/3 与中 1/3 交点处(图 6-21)。

2. 主治要点　是治疗下肢不遂及疼痛的主要穴位。

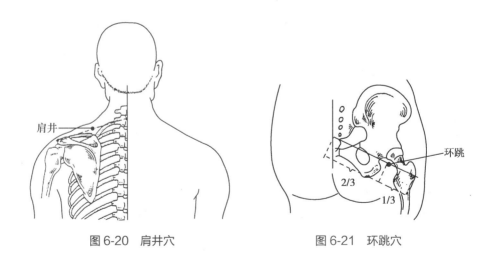

图 6-20　肩井穴　　　　　　　　　　图 6-21　环跳穴

(二十五) 阳陵泉 (足少阳胆经)

1. 定位　在小腿外侧,当腓骨小头前下方凹陷处(图 6-22)。

2. 主治要点

(1)肝胆气郁或肝胆湿热所致的胁肋疼痛、口苦、黄疸。

(2)下肢疾病的常用穴位,如半身不遂、下肢痿痹、麻木、膝肿痛等。

(二十六) 太冲(足厥阴肝经)

1. 定位　在足背,当第1、2跖骨结合部之前凹陷处(图6-23)。

2. 主治要点

(1)头面部病证:头痛、眩晕、目赤肿痛、咽喉肿痛。

(2)泌尿生殖系统病证:月经不调、尿闭、遗尿、疝气、崩漏。

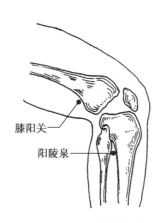

图 6-22　阳陵泉穴

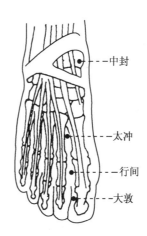

图 6-23　太冲穴

📖 **知识链接**

开 四 关

　　开四关为杨继洲注解窦汉卿的《标幽赋》时所提炼出的一种针法,为历代针灸医家所常用。它具有主治广、疗效高、见效快、取穴方便的特点,故颇受临床医务工作者的重视。"四关穴,即两合谷两太冲是也"。合谷穴主调气,有清热祛风、开窍醒志作用。太冲穴主调血,能平肝熄风、疏肝理气。两者协调使用,一气一血,一升一降,一阴一阳,相互依赖,相互制约,相互为用,升降协调,阴阳顺接,具有调和气血、通经活络、平肝熄风、镇静安神之功,用于治疗面部神经类疾病(面部抽搐、面瘫、三叉神经痛)、头痛、痹证、心脑血管疾病、瘾病、肝胆疾病、胃肠道疾病、皮肤病等多种疾病,辨证施护可收到满意效果。

(二十七) 关元(任脉)

1. 定位　前正中线上,脐下3寸(图6-24)。

2. 主治要点

(1)灸关元有温补元气的作用,治疗中风虚脱、虚劳羸瘦、急性吐泻导致的元气暴脱以及生育、小溲方面的疾病属于肾虚元气不足者。

(2)湿热所致的泄痢、带下、小便频数。

(二十八) 神阙(任脉)

1. 定位　脐窝中央(图 6-24)。

2. 主治要点

(1)隔盐灸本穴治疗中风脱证、急性吐泻导致的元气暴脱,虚寒性痢疾,脱肛等。

(2)神阙穴贴敷治疗腹泻、便秘、痛经等病症。

现代医学对
脐中的认识
(拓展阅读)

> **知识链接**
>
> #### 神阙穴与脏腑经络的关系
>
> 神阙穴位于任脉的循行路线上,同时也与肝、脾、心、肾、督、任、冲等脏腑经络有着密切的联系。尤其是督任冲"一源三岐",三脉经气相通,联系十二经脉、五脏六腑、四肢百骸,故神阙穴为经脉之总枢、经气之会海,具有健脾和胃、温肾助阳、疏肝散结、行气导滞、活血化瘀的作用。在神阙穴施治,其经气感应能通过脐部经络的循行迅速达到病所,以疏通经络、通达脏腑、扶正祛邪、调整阴阳。

(二十九) 中脘(任脉)

1. 定位　在上腹部,前正中线上,脐上 4 寸(图 6-24)。

2. 主治要点　急、慢性胃炎,消化性溃疡病,胃痛,腹胀,消化不良,恶心,呕吐,泄泻。穴位注射中脘、内关、足三里穴可治疗顽固性呃逆。

(三十) 膻中(任脉)

1. 定位　在胸部,当前正中线上,平第 4 肋间隙(图 6-25)。

2. 主治要点　咳嗽、气喘、心悸、心烦、乳少。

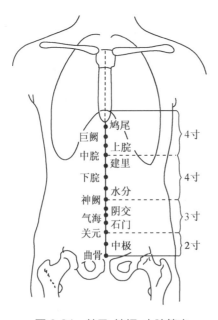

图 6-24　关元、神阙、中脘等穴

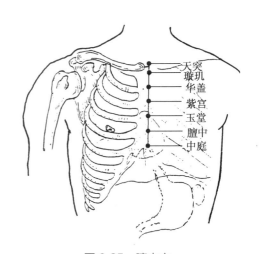

图 6-25　膻中穴

(三十一) 大椎(督脉)

1. 定位　后正中线上,第 7 颈椎棘突下凹陷中(图 6-26)。

2. 主治要点

(1)主治表证、热证的主穴之一。

(2)治疗疟疾的首选穴。

(3)治疗腰背痛的常用穴。

(三十二)百会（督脉）

1. 定位　当头部正中线与两耳尖连线的交点处,前发际正中直上 5 寸(图 6-27)。

2. 主治要点

(1)各种原因导致的头痛、眩晕。

(2)艾灸百会有提升阳气的作用,常用于子宫脱垂、胃下垂、久泻久痢等疾病的治疗。

(三十三)水沟（督脉）

1. 定位　在面部,当人中沟的上 1/3 与中 1/3 交点处(图 6-27)。

2. 主治要点

(1)是急救要穴之一,用指甲按掐本穴可治疗昏迷,晕厥,中暑,癫狂,痫证,急、慢惊风。

(2)面部疾病常用穴,治疗鼻塞、鼻衄、齿痛、牙关紧闭等。

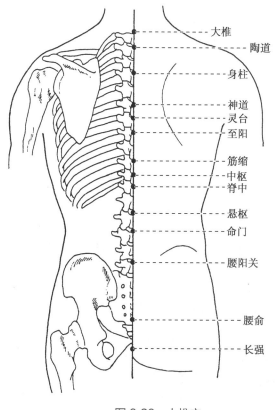

图 6-26　大椎穴

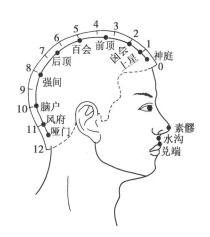

图 6-27　百会、水沟穴

微课堂:其他经外奇穴（微课）

二、经外奇穴

（一）太阳

1. 定位　在颞部,当眉梢与目外眦之间向后约 1 横指的凹陷处(图 6-28)。

2. 主治要点　头痛。

(二) 四缝

1. 定位　在第 2~5 指掌侧,近端指间关节的中央,一侧四穴(图 6-29)。

2. 主治要点　三棱针点刺出血,或挤出少量黄白色透明黏液,治疗小儿疳积、百日咳。

(三) 十宣

1. 定位　在手十指尖端,距指甲游离缘约 0.1 寸处,左右共 10 穴(图 6-29)。

2. 主治要点　咽喉肿痛、高热、中暑、小儿惊厥。

扫一扫,
看总结

扫一扫,
测一测

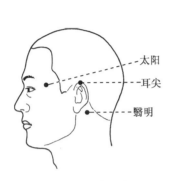

图 6-28　太阳穴

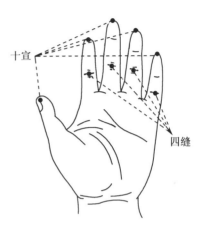

图 6-29　四缝、十宣穴

思考与练习

1. 简述经络系统的组成。

2. 简述十二经脉的循行走向和交接规律。

3. 简述经络的生理功能。

4. 腧穴的定位方法有哪些?

5. 简述足三里穴的主治要点。

(郭彬兵　王　欣)

第七章 病因病机

0701

扫一扫，
自学汇

 学习目标

1. 掌握外感病因、七情的致病特点。
2. 熟悉正邪盛衰、阴阳失调的基本病机。
3. 了解其他因素的致病特点。
4. 学会用中医理论解释临床常见疾病的发病原因。
5. 具有良好的生活习惯，培养积极乐观的良好心态。

中医学认为，人体是一个有机的整体，脏腑组织之间及其与外界环境之间始终保持着一种相对动态平衡的状态，从而维持着机体正常的生命活动。当这种动态平衡因某种原因遭到破坏，而又不能自行调节恢复时，人体就会发生疾病。病因病机，主要探讨导致破坏这种平衡的原因，以及疾病发生、发展与变化的机制。

第一节 病 因

📖 **导入情景**

李某，女，40岁。2015年7月25日就诊。当日天气炎热，患者正午在田间劳作，大汗淋漓，感觉头晕目眩，胸闷，欲往树荫下休息，却软弱无力，突然晕倒在地，不省人事，由他人送医院就诊。

工作任务

1. 李某的患病原因是什么？
2. 此病的患病原因在临床上常与何种病邪相兼？

病因，是指破坏人体相对平衡状态而引发疾病的原因，又称"致病因素""病邪"等。包括外感病因、七情以及其他病因等。

一、外感病因

外感病因是指来源于自然界,多从肌表、口鼻侵入机体而发病的病邪。主要包括六淫、疠气等。

(一)六淫

六淫,即风、寒、暑、湿、燥、火六种外感病邪的统称。在正常情况下,风、寒、暑、湿、燥、火是自然界六种不同的气候变化,称为"六气"。当气候变化异常,或人体正气不足时,"六气"才成为致病因素,侵犯人体发生疾病,这种情况下的"六气"便称为"六淫"。淫,有太过、浸淫之意。由于六淫是不正之气,故又称其为"六邪"。

六淫致病的共同特点(拓展阅读)

> 考点提示:六淫的概念

1. 风　风为春季的主气,但风邪致病一年之中均可发生。风邪是六淫中最主要的致病因素。风邪的性质及致病特点有:

> 考点提示:六淫各自的致病特点

(1)风为阳邪,其性开泄,易袭阳位:风性具有轻扬、向上、升发、向外的特性,故属阳邪。风邪伤人易侵犯人体的头面、肌表等阳位,使腠理疏泄而开张,多见头痛、汗出、恶风等症。

(2)风性善行而数变:善行指病位游移,行无定处,如痹证中之"风痹",常见游走性关节疼痛,痛无定处;数变是指发病迅速,变幻无常,如隐疹,发病急,皮疹发无定处、时隐时现、此起彼伏。

(3)风性主动:风邪致病具有动摇不定的特征。临床所见如眩晕、震颤、四肢抽搐等症,多属风的病变。

(4)风为百病之长:六淫中其他病邪多依附于风邪而侵犯人体,如风寒、风热、风湿等。故风邪常为外邪侵犯机体的先导。

2. 寒　寒为冬季的主气。寒邪伤于肌表称为"伤寒";寒邪直中脏腑称为"中寒"。寒邪的性质及致病特点有:

(1)寒为阴邪,易伤阳气:寒为阴气盛的表现,故属阴邪。寒邪致病,最易损伤人体阳气,证候呈现寒象。如寒邪伤表,卫阳郁遏则恶寒;寒邪直中脾胃,脾阳受损则脘腹冷痛、呕吐、腹泻等。

(2)寒性凝滞:寒邪伤人可致经脉气血凝滞、运行不畅,"不通则痛",从而出现各种疼痛症状。如寒邪束表,则周身疼痛;寒伤中阳,则脘腹冷痛;寒邪阻滞经络,则肢体关节冷痛。

(3)寒性收引:寒邪侵入人体,可使气机收敛,腠理、经络、筋脉收缩而挛急。如寒邪袭表,可致腠理闭塞,汗孔闭合,症见恶寒、无汗、脉浮紧;寒客经络关节,筋脉拘急收引,则见关节屈伸不利、拘挛疼痛等。

3. 暑　暑为夏季的主气。暑邪的性质及致病特点有:

(1)暑为阳邪,其性炎热:暑为夏季的火热之气所化,其性炎热,故为阳邪。暑邪伤人,多见高热、汗出、烦渴等阳热亢盛之象。

(2)暑性升散,伤津耗气:暑为阳邪,易升易散。暑邪伤人,易使腠理开泄而多汗;汗出过多,耗伤津液,可见心烦口渴、小便短赤;大量汗出,气随津脱而致气虚乏力,甚则出现突然昏倒、不省人事等。

(3)暑多挟湿:夏季炎热,人多贪凉饮冷,且多雨潮湿,故暑邪为病,常兼挟湿邪。其临床表现除发热、烦渴外,常兼见头身困重、胸闷呕恶、便溏不爽等症。

4. 湿　湿为长夏的主气。长夏,正值夏秋之交,为一年中湿气最盛的季节,故多湿病。湿邪的性质及致病特点有:

(1)湿为阴邪,易阻气机,损伤阳气:湿性类水,故为阴邪。湿邪易使气机升降失常,经络阻滞,出现脘痞腹胀、小便不利、大便不爽。脾喜燥恶湿,故湿邪最易困阻脾阳,而见泄泻、尿少,甚则水肿等症。

(2)湿性重浊:重,体现在湿邪犯体,常使人感觉头重如裹、周身困重、四肢倦怠。如湿邪留滞经络关节,可见关节疼痛重着。浊,多指分泌物、排泄物等秽浊不清。如面垢眵多、大便溏泻、小便浑浊、下痢脓血、妇女带下过多、湿疹流水等。

(3)湿性黏滞:主要表现在两方面:一是指症状的黏滞性,如大便黏腻不爽、小便滞涩不畅、舌苔黏腻厚浊等;二是指病程的缠绵性,湿病病程较长或反复发作,缠绵难愈,如湿疹、湿痹等。

(4)湿性趋下,易袭阴位:湿邪有下趋的特性,易伤及人体下部。如湿邪为病的水肿,多以下肢明显;湿邪下注,可见带下、淋浊、泻痢等疾病。

5. 燥 燥为秋季的主气,故又称秋燥。初秋尚热,挟有夏热之余气,多为温燥;深秋已凉,又有近冬之寒气,多为凉燥。燥邪的性质及致病特点有:

(1)燥性干涩,易伤津液:外感燥邪最易耗伤人体的津液,造成阴津亏虚的证候,可见口鼻干燥、咽干口渴、皮肤干涩甚至皲裂、毛发不荣、小便短少、大便干结等症。

(2)燥易伤肺:肺为娇脏,喜润恶燥,燥伤肺津,表现为干咳少痰,或痰黏难咯,甚则痰中带血。

6. 火 火为热之极,二者程度不同,但性质则一。火热之邪一般旺于夏季,但不如暑邪有明显的季节性,也不受季节气候限制。火邪的性质及致病特点有:

(1)火为阳邪,其性炎上:火为阳邪,阳盛则热,故见高热、烦渴、汗出、脉洪数等症。其性炎上,火邪致病证候多表现在人体的上部,如心火上炎,则见口舌生疮;胃火炽盛,可见牙龈肿痛;肝火上炎,常见目赤肿痛等。

(2)火易伤津耗气:火热之邪消灼津液,故常兼有口渴喜饮、咽干舌燥、小便短赤、大便秘结等症。此外,火迫津泄,气随津脱,可导致气虚,而见体倦乏力、少气懒言等。

(3)火易生风动血:火热之邪侵犯人体,灼伤津液,使筋脉失其濡养而致肝风内动,称为"热极生风",表现为高热、神昏谵语、四肢抽搐、项背强直、角弓反张、目睛上视等症;灼伤脉络,迫血妄行,可致各种出血证,如吐血、衄血、皮肤发斑及妇女月经过多、崩漏等。

(4)火易致肿疡:火热之邪入于血分,可聚于局部,腐蚀血肉,发为痈肿疮疡,表现为红肿热痛,甚则化脓溃烂。

(二)疠气

疠气,是一类具有强烈传染性的外邪。在中医文献中,又称"瘟疫""疫气""疫毒"等。

1. 疠气的致病特点

(1)传染性强,易于流行:疠气主要通过空气、饮食、接触等途径传播,具有强烈的传染性和流行性。

(2)发病急骤,病情危重:疠气致病,潜伏期较短,甚可"触之者即病",且病情凶险,发展变化快,死亡率高。

> 考点提示:疠气的概念及致病特点

(3)一气一病,症状相似:一种疠气仅导致一种疫病发生,故当某一种疠气流行时,其临床症状基本相似。

2. 疠气流行的发生因素

(1)气候因素:自然气候的反常变化,如久旱、洪涝、酷热、湿雾瘴气等。

(2)环境与饮食因素:如空气、水源、食物的污染等。

(3)预防因素:如没有及时做好预防隔离工作,也是导致疠气流行的因素。

内生五邪
(拓展阅读)

(4)社会因素:战乱、贫穷落后、社会动荡不安,均可导致疠气流行。只有国家安定、做好卫生防疫工作,采取积极有效的预防和治疗措施,才能防止疠气的发生与流行。

> **📖 知识链接**
>
> **甲型 H1N1 流感**
>
> 甲型 H1N1 流感为急性呼吸道传染病,其病原体是一种新型的甲型 H1N1 流感病毒。主要通过飞沫经呼吸道传播,人感染甲流后早期症状与普通流感相似,包括发热、咽痛、咳嗽、鼻塞、流涕、头痛、全身疼痛、乏力等,有些患者还会出现腹泻、呕吐。部分患者病情可迅速发展,来势凶猛,突然高热,体温超过 39℃,甚至继发严重肺炎、急性呼吸窘迫综合征、肺出血、胸腔积液、呼吸衰竭及多器官损伤,导致死亡。本病具有较强的传染性,属中医"疠气"的范畴。2009 年开始,甲型 H1N1 流感在全球范围内大规模流行。2010 年 8 月,世界卫生组织宣布甲型 H1N1 流感大流行期已经结束。

0704

严重急性呼吸
综合征(拓展
阅读)

二、七情

七情即喜、怒、忧、思、悲、恐、惊七种情志变化,是人体对外界客观事物的不同情绪反映。在正常情况下,一般不会使人致病,只有突然、强烈或长期持久的情志刺激,超过了人体自身生理调节范围,使气机紊乱,脏腑阴阳气血失调时,才会导致疾病的发生。由于它是造成内伤病的主要致病因素之一,故又称"内伤七情"。

> **◻ 考点提示**:七情的概念及致病特点

(一)七情与脏腑气血的关系

情志活动是以五脏的精气作为物质基础的,即七情为五脏精气所化生。人的不同情志活动与五脏有相对应的规律,如心在志为喜,肝在志为怒,脾在志为思,肺在志为忧,肾在志为恐。其中喜怒思忧恐,统称为"五志",分属五脏,而七情中的悲与惊分属于肺和肾。不同情志变化对各脏腑有不同影响,而脏腑气血变化,也会导致情志变化。

(二)七情的致病特点

1. 直接伤及内脏　暴喜伤心,大怒伤肝,思虑伤脾,悲忧伤肺,惊恐伤肾。临床上以影响心、肝、脾三脏为多见。影响心脏,可见心悸怔忡、失眠多梦、心神不宁,或精神恍惚、哭笑无常,或狂躁妄动、精神错乱。影响肝脏,可见精神抑郁、烦躁易怒、两胁胀痛、嗳气太息、咽中如有物梗塞,或妇女月经不调、乳房胀痛结块。影响脾脏可见不思饮食、脘腹痞满等。

2. 影响脏腑气机　七情内伤常影响脏腑气机,使气机升降失常、气血运行紊乱而发病。

(1)怒则气上:过度愤怒使气血上冲,可见头胀头痛、面红目赤,或呕血,甚则猝然昏倒等。

(2)喜则气缓:在正常情况下,喜能缓和精神紧张,使人心情舒畅。但暴喜过度,又可使心气涣散,神不守舍,出现精神不集中,甚则失神狂乱等。

(3)悲则气消:过度悲忧,使肺气耗伤,可见精神萎靡、气短乏力等。

(4)恐则气下:过度恐惧,使肾气不固,可见二便失禁、遗精等。

(5)惊则气乱:突然受惊,导致心无所依,神无所归,虑无所定而见心悸、惊恐不安等症。

(6)思则气结:思虑劳神过度,气机郁结,脾失健运,而见脘腹胀满、纳呆、便溏等症。

3. 影响病情变化　在许多疾病的演变过程中,病情常因较剧烈的情志波动而加重,或急剧恶化。如有高血压病史的患者,若遇事恼怒,肝阳暴张,血压可迅速升高,而出现头晕目眩,甚则突然昏厥,或昏仆不语、半身不遂、口眼㖞斜等。

三、其他病因

(一) 饮食、劳逸

饮食应有一定的节制,劳逸要有合理的安排,否则会影响到脏腑正常的生理功能而致病。

1. 饮食　饮食是人体摄取营养,维持生命活动的必要条件。但若饮食失宜,又是导致疾病发生的重要原因。

(1)饮食不节:饮食以适量为宜,过饥、过饱均可发生疾病。过饥则摄食不足,气血生化之源匮乏,久则气血衰少而为病。过饱或暴饮暴食,超过了脾胃的受纳运化功能,易致饮食积滞,使脾胃受损,可见脘腹胀满、嗳腐泛酸、厌食、吐泻等症。

(2)饮食不洁:进食不清洁、不卫生的食物,可导致多种胃肠道疾病,出现腹痛、吐泻、痢疾等症,或引发肠道寄生虫病。若进食腐败变质、有毒的食物,常出现剧烈腹痛、吐泻等中毒症状,重者可出现昏迷或死亡。

(3)饮食偏嗜:饮食偏嗜,可导致某些营养物质缺乏,或机体阴阳失调而发病。如嗜食肥甘厚味,可致眩晕,或易生疮疡;过食生冷寒凉,可见腹痛、腹泻;偏嗜辛辣,可出现便秘或痔疮等。

2. 劳逸　正常的劳动有助于气血流通,增强体质;必要的休息,可消除疲劳,恢复体力和脑力,不会使人生病。只有在过劳或过逸的情况下,才能成为致病因素而使人发病。

(1)过劳:即过度劳累,包括劳力过度、劳神过度和房劳过度三个方面。

(2)过逸:即过度安逸。如长期不参加劳动,又不进行体育锻炼,可致人体精神不振、肢体软弱、食少乏力,或发胖臃肿,动则心悸、气喘、汗出,甚则可继发其他疾病。

(二) 痰饮、瘀血

痰饮和瘀血都是脏腑功能失调所产生的病理产物,但这些病理产物又可反作用于机体,成为一种致病因素,称病理产物性病因。

1. 痰饮　痰和饮都是水液代谢障碍所形成的病理产物。其稠厚的为痰,清稀的为饮。

(1)痰饮的形成:痰饮多由外感六淫,或饮食及七情内伤等,使肺、脾、肾三脏功能失调,水液代谢障碍,以致水液停滞而成。

(2)痰饮的致病特点:痰饮停聚的部位不同,导致的病证和临床表现也不相同。如痰壅于肺,则咳喘、咳痰;痰阻于心,可见心悸、胸闷、神昏,甚则癫狂;痰停于胃,则呕恶、脘闷;痰浊上犯头目,则头目眩晕;痰滞经络筋脉,则见瘰疬、痰核、肢体麻木,或半身不遂,或阴疽流注等;痰气凝结于咽喉,可致咽中梗阻,如有异物。饮溢肌肤,则成水肿;饮停胸胁,则胸胁胀满、咳唾引痛;饮在膈上,则咳喘不能平卧;饮在肠间,则腹满食少、肠鸣沥沥有声等。

> 🔖 考点提示:痰饮的致病特点

2. 瘀血　瘀血指体内血液停滞,包括离经之血积存体内,或血行不畅,阻滞于血脉、经络及脏腑内的血液。

(1)瘀血的形成:一是因气虚、气滞、血寒、血热等内伤因素,使血液运行不畅而凝滞;二是由于外伤及其他原因造成出血,不能及时消散或排出而成。

朱丹溪与痰饮
(拓展阅读)

（2）瘀血的致病特点

1）疼痛：多为刺痛，痛处固定不移，拒按，夜间痛甚。

2）肿块：肿块固定不移，在体表多见局部青紫肿胀；在体内，多在患处触及固定不移的肿块，按之痛甚，称为癥积。

《医林改错》
血府逐瘀汤
（拓展阅读）

寄生虫、外伤、
虫兽伤（拓展
阅读）

3）出血：血色多紫黯，或夹有血块。

4）发绀：面色黧黑或紫黯，肌肤甲错，口唇、爪甲青紫。

5）舌象：舌质紫黯，或有瘀点、瘀斑，舌下静脉曲张。

6）脉象：多见脉细涩、沉弦或结代等。

> 考点提示：瘀血的致病特点

第二节　病　机

> 📖 **导入情景**
>
> 近期气温骤降，门诊患者数量剧增。今日接诊为同一班级两名同学，皆为感冒。其中一名同学病情较轻，未开药，嘱其回家饮服姜糖水，多休息；另一名同学病情较重，给予伤风感冒片，嘱其多饮水，注意休息。
>
> 工作任务
>
> 1. 同样感受病邪，为什么病情轻重不同？
>
> 2. 应如何预防？

病机，是指疾病发生、发展与变化的机制。尽管疾病种类繁多，临床表现错综复杂，各个疾病都有各自的病机，但从总体来说，皆不越正邪盛衰、阴阳失调等基本规律。

一、正邪盛衰

正邪盛衰，是指在疾病过程中，机体正气与致病邪气之间的盛衰变化。这种盛衰变化，不仅关系着疾病的发生和发展，而且直接影响着疾病的转归。

（一）正邪盛衰与虚实变化

正邪双方在斗争过程中是互为消长的。一般情况下，正气增长则邪气消退；反之，邪气增长则正气消减。随着正邪的消长，患病机体就反映出虚实两种不同的病理状态，如《素问·通评虚实论》曰："邪气盛则实，精气夺则虚"。

实，主要指邪气亢盛，是以邪气盛为矛盾主要方面的一种病理反映。主要表现为邪气亢盛而正气未衰，正气足以与邪气抗争，故正邪斗争激烈，临床可见亢盛、有余的实证。如壮热狂躁、腹痛拒按、声高气粗、二便不通、脉实有力等。

> 考点提示：虚实两种不同病理状态的内涵

虚，主要指正气不足，是以正气虚为矛盾主要方面的一种病理反映。主要表现为正气已虚，无力与邪气抗争，病理反应不剧烈，临床可见一系列虚弱、不足的证候。如神疲倦怠、面容憔悴、心悸气短、自汗盗汗、畏寒肢冷、脉虚无力等。

（二）正邪盛衰与疾病转归

在疾病的发生、发展及其转归的过程中，正邪的消长盛衰不是固定不变的。在一般情况下，正胜则邪退,疾病趋于好转而痊愈;邪胜则正衰,疾病趋于恶化,甚则导致死亡。此外,若正邪斗争势均力敌,出现邪正相持,正虚邪恋,或邪去而正未复等情况,则常是许多疾病由急性转为慢性,或遗留某些后遗症,或慢性病持久不愈的主要原因之一。

二、阴阳失调

阴阳失调是指在疾病过程中,由于致病因素的影响,导致阴阳两个方面失去相对平衡协调,从而形成阴阳的偏胜、偏衰、互损、格拒或亡失等病理状态。

> 考点提示:阴阳失调的基本病机主要包含哪几种病理变化

(一)阴阳偏胜

阴阳偏胜是指人体阴或阳偏胜所导致的病理变化,主要见于"邪气盛则实"的实证。

1. 阳偏胜　即阳盛,是指机体在疾病过程中所出现的阳气偏盛,功能亢奋,热量过剩的病理状态。其病机特点多表现为阳盛而阴未虚的实热证。临床多见壮热、汗出、面赤、舌红脉数等,即所谓"阳盛则热"。

2. 阴偏胜　即阴盛,是指机体在疾病过程中所出现的阴气偏盛,功能低下,热量不足,以及阴寒性物质积聚的病理状态。其病机特点多表现为阴盛而阳未虚的实寒证。临床多见形寒肢冷、脘腹冷痛、舌淡脉迟等,即所谓"阴盛则寒"。

(二)阴阳偏衰

阴阳偏衰是指人体阴或阳亏虚所导致的病理变化,主要见于"精气夺则虚"的虚证。

1. 阳偏衰　即阳虚,是指机体在疾病过程中所出现的阳气虚损,功能减退,温煦不足的病理状态。其病机特点多表现为阳气不足,阳不制阴,阴相对亢盛的虚寒证。临床多见畏寒肢冷、面色苍白、大便稀溏、小便清长、舌淡脉迟等,即所谓"阳虚则寒"。

2. 阴偏衰　即阴虚,是指机体在疾病过程中所出现的精、血、津液等阴液亏耗,阴不制阳,阴失濡润滋养的病理状态。其病机特点多表现为阴液不足,阴不制阳,阳相对偏盛的虚热证。临床多见五心烦热、颧红、盗汗、舌红少苔、脉细数等,即所谓"阴虚则热"。

(三)阴阳互损

阴阳互损是指在阴或阳任何一方虚损的前提下,病变发展影响到相对的另一方,形成阴阳两虚的病理变化。

1. 阴损及阳　是指由于阴液亏损,累及阳气生化不足或无所依附而耗散,从而在阴虚的基础上又导致了阳虚,形成了以阴虚为主的阴阳两虚的病理状态。

2. 阳损及阴　是指由于阳气虚损,累及阴液的生化不足,从而在阳虚的基础上又导致了阴虚,形成了以阳虚为主的阴阳两虚的病理状态。

(四)阴阳格拒

阴阳格拒是指由于某些原因导致阴或阳的一方偏盛至极,而壅遏于内,将另一方排斥格拒于外,使阴阳间不相维系,出现真寒假热或真热假寒等复杂的临床征象。

1. 阴盛格阳　是指阴寒之邪壅盛于内,逼迫阳气浮越于外,使阴阳之气不相顺接,相互格拒的一种病理状态。阴寒内盛是疾病的本质,但由于格阳于外,在临床上可见面红、烦热、口渴、脉大等假热之象,故称为"真寒假热"。

2. 阳盛格阴　是指邪热内盛,深伏于里,阳气郁闭于内,不能外达于肢体而格阴于外的一种病理状态。阳热内盛是疾病的本质,但由于格阴于外,在临床上则见四肢厥冷、脉象沉伏等假寒之象,

0708

火神派对"阴火"的认识(拓展阅读)

101

故称为"真热假寒"。

扫一扫，
看总结

扫一扫，
测一测

(五) 阴阳亡失

阴阳亡失是指机体阴液或阳气突然大量地亡失,导致生命垂危的病理状态,包括亡阴和亡阳两类。

1. 亡阳　是指机体阳气突然性亡失,而致全身功能骤然衰竭的病理状态。临床表现多为大汗淋漓、肌肤手足逆冷、神疲倦卧、脉微欲绝等危重虚寒证候。

2. 亡阴　是指机体阴液突然性大量消耗或丢失,而致全身功能严重衰竭的病理状态。临床表现为烦躁不安、口渴欲饮、气喘、手足虽温而汗多欲脱、脉数疾的危重外脱不守证候。

思考与练习

1. 六淫指的是什么?

2. 简述湿邪的性质及致病特点。

3. 简述七情内伤影响脏腑气机的特点。

4. 病机中的"实"指的是什么?

5. 简述阴阳失调的几种病理状态。

（曹　茜）

第八章　中医护理诊法

扫一扫，
自学汇

 学习目标

1. 掌握望神、望色、望舌的基本内容、临床意义和脉诊的方法。
2. 熟悉望诊的其他内容、问现在症状的基本内容及临床意义、常见病脉和临床意义。
3. 了解闻诊和按诊的基本内容及临床意义。
4. 学会正确运用四诊收集病情资料。
5. 具有人文关怀精神和严谨的诊疗态度。

中医护理诊法，即通过望、闻、问、切四种诊法收集病情资料，诊察疾病的基本方法，是中医护理学的重要组成部分。根据中医学的整体观念思想，人体是一个密切联系的有机整体，其生理、病理状态都可通过征象表现于外。中医护理诊法就是通过望、闻、问、切四诊，从不同角度收集人体异常的征象，并分析、探求疾病的本质。在临床运用时，必须将中医四诊有机结合，只有四诊合参，才能作出正确的判断。

第一节　望　　诊

📖 **导入情景**

小张，女，21岁。平时大便干结，排便时伴便血、疼痛，某医院诊断为"痔疮"。曾自己服用蜂蜜水、番泻叶等，均无明显改善。近日由于吃麻辣火锅，大便3日未行，情绪急躁，满面通红，内外眼角赤色明显，面颊满布痤疮，色红肿大，碰触有疼痛。舌红绛，苔黄厚而干。

工作任务

1. 正确观察并记录小张的神态、面色与舌象。
2. 根据小张的临床表现，判断其所患病证的寒热虚实属性。

望诊是观察患者的神、色、形、态以及分泌物、排泄物的量、色、质等，以获得临床资料的诊察方法。内容包括：望神、望色、望形态、望头面、望五官、望皮肤、望舌、望排泄物和望小儿指纹。

一、望神

望神,主要是通过观察患者的精神状态是否饱满、神志是否清晰、动作是否协调、反应是否灵敏等,以判断脏腑阴阳气血的盛衰和疾病的轻重及预后。一般包括"得神""失神"和"假神"。

考点提示:神的异常有几种

1. 得神 又称有神,是精充神旺的表现。临床表现为精神良好,神志清晰,思维敏捷,呼吸平稳,面色荣润,肌肉不削,动作自如,反应灵敏。提示人体正气充足,精气充盛,机体功能正常,即使患病,也属病情轻浅,预后多良好。

2. 失神 是精亏神衰的表现。临床表现为精神萎靡,甚则神志不清,神昏谵语,目光呆滞,呼吸气微,面色无华,语言错乱,声低气微,形体羸瘦,反应迟钝。提示人体正气受伤,精气衰减,机体功能严重低下,多见于慢性病患者,属病重,多预后不良。

3. 假神 危急重症患者突然出现精神暂时"好转"的假象,是临终前的预兆。表现为久病、重病之人,本已失神,突然精神转佳,但目光浮光外露;或本已面色晦暗无泽,突然颧红如妆;或本已语声微低断续,忽然言语不休,欲见亲人;或本已毫无食欲,忽然食欲增强等。古人谓之"回光返照"或"残灯复明",提示人体脏腑精气极度衰竭,阴不敛阳,虚阳外越,阴阳离绝,预后不良。

临床工作中应将假神和病情好转加以区分。病情好转是逐渐发生的,往往与人体整体状况的好转相一致;假神多见于垂危患者,表现为精神状态、某些临床症状突然的、暂时的好转,与人体整体病情恶化并不相符。

二、望色

望色是指通过观察皮肤的颜色和光泽以了解病情的方法。由于面部血运丰富,故观察面部色泽可推测人体气血盛衰及运行情况。黄种人的健康面色是红黄隐隐、明润而含蓄,称为"常色"。由于体质、环境等因素的不同,常色可有偏白、偏红、偏黑的差异,但光泽须荣润,是人体气血充盛、脏腑协调的表现。人体患病时呈现的面部色泽称为"病色",主要分青、赤、黄、白、黑五种。

考点提示:正常面色及病色

1. 青色 主寒证、痛证、瘀血、惊风。

青色提示血行不畅、脉络瘀阻。面色苍白而青,多见于风寒侵袭、里寒腹痛;面色青暗、口唇青紫,多见于慢性疾病气血瘀滞;小儿高热,面部青紫,以两眉间、鼻柱、口周为甚,常为惊风先兆。

2. 赤色 主热证。

赤色提示脉络中血液充盈。满面通红多见于外感发热,脏腑实热;颧部潮红娇嫩,或兼见骨蒸盗汗,多见于阴虚内热;久病、重病患者,面色苍白而颧红如妆、游移不定,为虚阳浮越之危候。

3. 黄色 主虚证、湿证。

黄色提示脾虚湿蕴。面色淡黄,枯槁无光,称"萎黄",多见于脾胃气虚;面色黄而浮胖,称"黄胖",多见于脾气虚损兼湿邪内阻;身目俱黄为"黄疸",阳黄黄色鲜明如橘皮者属湿热,阴黄黄色晦暗者属寒湿。

考点提示:阴黄与阳黄的特点

4. 白色 主虚证、寒证、失血。

白色提示气血不足。面色㿠白而虚浮,多见于气虚;面色淡白而消瘦,多见于血虚;面色苍白可见于里寒证腹痛剧烈者;急性病突现面色苍白、冷汗淋漓,常见于亡阳证,是阳气暴脱的危候。

5. 黑色　主肾虚、水饮、瘀血。

黑色提示阴寒水盛或气血凝滞。面色淡黑,多见于肾虚水泛;面色黧黑,多见于肾阳虚衰、水寒内盛;面黑而干焦,多见于肾阴亏耗;面色青黑,多见于寒证、痛证;妇人眼眶暗黑,多见于寒湿带下;面黑而肌肤甲错,多见于瘀血。

三、望形态

望形态是指通过观察患者的形体与姿态以了解病情的方法。

1. 望形体　主要通过观察患者体形,以了解体质的强弱和脏腑气血的盛衰。

骨骼粗大、胸背宽厚、肌肉壮满、皮肤润泽,属形体强壮,此类患者患病后预后多良好;骨骼细小、胸背狭窄、肌肉瘦削、皮肤枯燥,属形体衰弱,此类患者患病后预后较差。

形体肥胖而能食,多为形盛有余;形体肥胖而食少,多为脾虚有湿;形体消瘦而善饥,多为胃火盛;形体消瘦而食少,多为中气亏虚;形体枯槁、大肉尽脱,多为脏腑精气衰竭。

2. 望姿态　主要是通过观察患者的动静姿态、异常动作和特殊姿态以了解病情。

喜动多言、面常向外,多为阳证、热证、实证;喜静少言、面常向里,多为阴证、寒证、虚证。

异常动作和特殊姿态往往对某些疾病的诊断具有临床意义。如盛夏季节卒倒、面赤而汗出,多见于中暑;口眼㖞斜、半身不遂,多见于中风;喘息抬肩、不能平卧,多见于哮喘;若见循衣摸床、撮空理线,则多为危重证候。

四、望头面、五官

1. 望头面

(1)头项:小儿头颅过大或过小,伴智力发育障碍者,多为肾精亏损;囟门下陷,多为脑髓不足(图8-1);囟门高突,多为痰热内蕴或火邪上攻(图8-2);囟门迟闭,多为肾气不足。头项软弱,无力抬起,多属虚证或病重;头项强直,多为温病火邪上攻;头摇不能自持,多为风证。

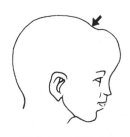
图8-1　囟门下陷

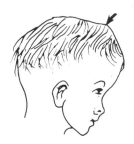
图8-2　囟门高突

(2)头发:青少年脱发,多为肾虚、血热;头发稀疏易落,多为精血不足;突现片状脱发,称为"斑秃",多为血虚受风;小儿发结如穗、枯黄无泽,多见于疳积。

2. 望五官

(1)目:目眦红赤,多为心经火盛;目赤红肿,多为肝经风热;白睛黄染,多为黄疸;眼睑淡白,多为气血亏虚;两目或上视、或直视、或斜视,均为肝风内动;眼胞水肿,多见于水肿;眼窝下陷,多见于津液亏耗。

(2)耳:耳轮饱满而色红润者为肾精充足,耳轮瘦薄而无泽者为肾精亏虚;耳中疼痛、流脓,伴有听力下降者,多为肝胆湿热;小儿耳根发凉、耳背现红脉者,多为麻疹先兆。

(3)鼻:鼻流清涕,多为外感风寒;鼻流浊涕,多为外感风热;浊涕久流不止且有腥臭味,多见于"鼻渊";鼻翼煽动,多见于肺热或精气衰竭的喘息;鼻柱塌陷、眉毛脱落,多见于梅毒或麻风。

(4)口唇:唇色淡白,多为气血亏虚;唇色青紫,多为寒凝血瘀;唇色深红而干,多为热盛伤津;婴儿满口白斑如雪,称"鹅口疮",多见于热蕴心脾;带红晕的白色小点现于口腔黏膜近臼齿处,为麻疹将出之症;口角㖞斜,多见于中风;口噤不止多见于肝风内动。

(5)齿与齿龈:牙齿燥如枯骨,多为肾阴枯涸;牙齿稀疏、松动,多为肾虚或虚火上炎;龈色淡白,多为血虚不荣;牙龈红肿,多为胃火炽盛。

(6)咽喉:咽喉红肿、疼痛、溃烂或见脓点,多为肺胃热毒壅盛;色淡红不肿、反复发作,或喉痒干咳,多为虚火上炎;其上覆有灰白膜,重剥则出血或剥去即生,可见于白喉。

五、望皮肤

1. 望形色　肌肤甲错,多为瘀血;皮肤虚浮而肿胀,多为水湿泛滥;皮肤干瘪而枯燥,多为津液亏耗或精血亏损。

2. 望斑疹　点大成片,或红或紫,抚之不碍手者为"斑";形如粟米,高出皮肤,抚之碍手者为"疹"。

> 🏳 考点提示:斑疹的特点

就色泽而言,斑疹均以红润为顺,淡滞为逆。红色不深,为热毒轻浅;色深红如鸡冠色,为热毒炽盛;色紫黑,为热毒之极。就形态而言,以分布均匀、疏密适中者为顺;若疹点疏密不匀、先后不齐,或疹出即陷者为逆,多为邪气内陷的危候。

> 🏳 考点提示:舌诊脏腑分布

六、望舌

望舌,是中医望诊的重要组成部分,一般将舌的望诊称为舌诊,主要观察舌质和舌苔两个方面。五脏与舌联系密切,一般认为舌尖部属心肺,舌中部属脾胃,舌根部属肾,舌边部属肝胆(图8-3)。正常舌象为"淡红舌,薄白苔",即舌体柔软而活动自如,色淡红,舌面覆有薄白苔。

望舌时除应注意在充足的自然光下进行外,还应注意"染苔"和其他假象,以便对疾病做出正确的判断。

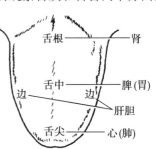

图8-3 舌诊脏腑部位

(一)望舌质

1. 望舌色　即望舌质的颜色,一般分为淡白、红、绛、紫四种。

(1)淡白舌:较正常舌色浅淡,主虚证、寒证。舌淡白而舌体瘦薄,多为气血虚;舌淡白而胖嫩,多为阳虚水湿内停。

(2)红舌:舌色较正常深,主热证,有虚实之别。舌红起芒刺或苔黄厚,多为实热证;舌色鲜红少苔或无苔,多为虚热。

(3)绛舌:舌色深红呈绛色者,主热盛。一般认为,绛舌是由红舌发展而来,有外感和内伤之分。外感热病见绛舌,多为邪热内传营血;内伤杂病见绛舌,多为阴虚火旺。

> 🏳 考点提示:正常舌的特点;如何望舌质和舌苔。

(4)紫舌:舌色青紫者,主热证、寒证、血瘀证。舌紫而干,多为热盛津伤;舌紫而湿润,多为寒凝血瘀;舌紫暗或有瘀斑,多为气滞血瘀。

2. 望舌形　即望舌体的形状,包括胖瘦、老嫩、裂纹、芒刺、舌疮等。

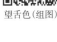

(1)胖瘦:舌体较正常胖大者,为胖大舌。舌体边缘见齿痕,为齿痕舌,多为脾虚湿盛;舌淡白而胖,多为阳虚痰湿内盛;舌深红而胖,多为心脾热盛。舌体瘦小而薄,为瘦薄舌,多为阴血不足;瘦薄色淡,多为气血两虚;瘦薄色红绛而干燥者,多为阴虚火旺。

(2)老嫩舌:舌质纹理粗糙、坚敛苍老,多为实证。舌质纹理细腻、浮胖娇嫩,多为虚证。

胖瘦舌、老嫩
舌(组图)

(3)裂纹舌:舌面上有各种形状不同的裂沟者,为裂纹舌。舌红绛而有裂纹,多为热盛伤阴;舌淡白而有裂纹,多为气血不足。

(4)芒刺舌:舌面乳头增生肥大、高起如刺者,为芒刺舌,多为里热炽盛、邪热内结。

(5)舌疮:舌生疮疡,形如粟粒,好发于舌边尖,为舌疮。疮凸出于舌面,红肿疼痛明显,多为心经热盛;疮不凸出,红痛较轻,多为虚火上炎。

裂纹舌、芒刺
舌(组图)

3. 望舌态　即观察舌体运动的状态,包括强硬、歪斜、短缩、颤动、吐弄等。

(1)强硬舌:舌体强硬,活动不灵,语言謇涩,为强硬舌。见于外感热病,多为热入心包;见于内伤杂病,多为中风征兆。

(2)歪斜舌:伸舌时舌体斜偏于一侧,为歪斜舌,多为中风或中风先兆。

(3)短缩舌:舌体紧缩不能伸长,为短缩舌。舌淡青而短缩,多为寒凝经脉;舌胖苔腻而短缩,多为痰湿内阻;舌红绛而短缩,多为热病伤津。

强硬舌、歪斜
舌、短缩舌
(组图)

(4)颤动舌:舌体震颤不定、不能自主,为颤动舌。久病见舌颤动,多为气血两虚;外感热病见舌颤动,多为热极生风。

(5)吐弄舌:舌伸出口外,或舌微露口外复又收回,或舐口唇上下左右,为吐弄舌,多见于心脾有热、动风先兆或智力发育不全之小儿。

(二) 望舌苔

舌苔是舌面上附着的一层苔状物,由胃气上蒸所生。主要包括望苔色和望苔质两部分。

1. 望苔色　即观察舌苔的颜色,一般有白、黄、灰、黑四种变化。

(1)白苔:多主表证、寒证。苔薄白而舌淡红,多见于正常人或表证初起;苔白腻,多为湿浊、痰饮、食积;苔白如积粉,为外感暑湿秽浊之邪或毒热内盛所致,见于瘟疫或内痈。

望苔色(组图)

(2)黄苔:主里证、热证。苔淡黄为热轻、深黄为热重、焦黄为热极。苔黄而厚腻,多为湿热痰阻;苔黄厚而干燥,多为热盛伤津;苔黄滑润,舌淡胖嫩,多为阳虚水停。

(3)灰苔:主里热证、寒湿证。苔灰而燥,主湿热或痰热内蕴;苔灰而润,多为痰饮或寒湿内停。

(4)黑苔:主热极、寒盛,多由灰苔或焦黄苔发展而来。苔黑而燥裂,甚则见芒刺,多为热极津伤;苔黑而润,多为阳虚寒盛。

厚薄苔、润燥
苔(组图)

2. 望苔质　主要包括苔的厚薄、润燥、腐腻、剥脱等异常变化。

(1)厚薄:透过舌苔能隐隐见到舌体者为薄苔,不能透过舌苔见到舌体者为厚苔。一般薄苔见于疾病初起、病邪在表,厚苔见于病邪传里、痰饮、饮食积滞。苔由薄增厚,提示病进;苔由厚变薄,提示病退。

腐腻苔、剥脱
苔(组图)

(2)润燥:苔面干燥少津,为燥苔,多为热盛伤津;苔面水分过多,为滑苔,多为水湿内停。苔由润转燥,提示热势渐重,津液耗伤;苔由燥转润,提示热邪渐退,津液渐复。

(3)腐腻:苔质颗粒粗大疏松,刮之易去,为腐苔,多为阳热蒸化脾胃湿浊而成。苔质颗粒细腻致密,不易刮去,为腻苔,多为湿浊、痰饮或食积。

望舌下络脉
(拓展阅读)

(4)剥脱:舌苔全部剥脱、光洁如镜,为光剥苔,又称镜面舌,提示胃气将绝。舌苔不规则的大面积脱落,界限清楚,形似地图,又称地图舌,多为气阴两虚。

七、望排泄物

排泄物包括痰涎、呕吐物、大小便、泪、涕、女子白带等,通过观察其色、质、量的变化,了解相关脏腑的病变和邪气的性质。一般来说,排泄物清稀者,多为寒证、虚证;排泄物黄而稠黏者,多为热证、实证。如痰色清淡而有泡沫者为风痰,色黄稠黏而成块者是热痰;呕吐物清稀无臭为胃寒,呕吐黄绿苦水为肝胆湿热;小便清长量多者为虚寒,短少黄赤为实热;大便溏薄为虚寒,燥硬如羊屎多为实热或寒盛。

八、望小儿指纹

望小儿指纹是指通过观察小儿两手示指桡侧脉络的色泽、形态,来推断病情和预后的一种诊察方法,一般适用于 3 岁以下的小儿。小儿指纹分风、气、命三关,即示指第 1 节为风关,第 2 节为气关,第 3 节为命关(图 8-4)。观察时护理人员用拇指桡侧缘轻轻从命关推向气关、风关,直推数次,待络脉显现清晰后观察。

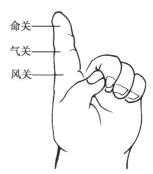

图 8-4　小儿三关示意图

小儿指纹变化的临床意义可简单概括为"浮沉分表里,红紫辨寒热,淡滞定虚实,三关测轻重"。即指纹浮现明显者多为病邪在表,指纹沉而不显者多为病邪在里;指纹色鲜红者多为外感风寒,色紫红者多为热证,色青者多主惊、主痛,色紫黑者多为血络郁闭;指纹细而浅淡者多为虚证,粗而浓滞者多为实证;指纹显于风关提示病邪轻浅,至气关为邪已深入,达命关为邪陷病重,若指纹透过三关,延伸指端者,即"透关射甲",提示病危。

第二节　闻　诊

📖 **导入情景**

豆豆,女,5 岁。2 周前因感冒出现咳嗽、喘息、气促,至今未愈,近日有所加重,夜间发作尤甚。严重时有张口抬肩、鼻翼煽动、不能平卧,两肺可闻及哮鸣音。大便干,尿少色黄,舌嫩红,苔黄。

工作任务

1. 辨别豆豆发出的异常声音。

2. 观察、辨别豆豆大小便的性状、气味。

闻诊包括听声音和嗅气味两方面。听声音,主要是听患者的语声、呼吸、咳嗽及呃逆等的异常变化;嗅气味,主要是嗅患者的口气、分泌物和排泄物的异常气味。

一、听声音

1. 语声　患者语声的强弱能反映人体正气的盛衰,也与邪气的性质有一定关系。一般来说,语声高亢,多言易躁,多为热证、实证;语声低微,少言沉静,多为寒证、虚证。神志不清,言语错乱,声高有力者,为谵语,多见于热扰心神之实证;精神疲惫,语言重复,声低气弱者,为郑声,多见于心气涣散之虚证;喃喃自语,见人即止者,为独语,多见于心气不足之虚证;舌强语謇,多为中风。新病语声嘶哑或失音,多属实证,多因外邪袭肺、痰湿壅肺所致;久病语声嘶哑或失音,多属虚证,多因阴虚火旺、肺肾精气内伤所致。

2. 呼吸　呼吸微弱,短而声低,多为内伤虚损;呼吸有力,声高气粗,多为邪热内蕴。呼吸困难,短促而急迫,甚则鼻翼煽动,或张口抬肩,不能平卧,为喘。其中喘息气粗,声高息涌,以呼出为快者,为实喘,多因肺有实热或痰饮内停所致;喘而声低,呼多吸少,以吸入为快者,为虚喘,多因肺肾气虚或无力摄纳所致。若呼吸急促似喘,且喉中有哮鸣音者,为哮,多因痰涎壅肺、肺气失宣所致。胸中郁闷不舒,时时发出长吁短叹之声者为太息,俗称叹气,多为情志抑郁、肝失疏泄所致。肺气上冲于鼻发出的声响称喷嚏。新病喷嚏,兼有恶寒发热、鼻流清涕等症状者,多因外感风寒所致;久病阳虚患者,突现喷嚏频作,提示阳气回复,疾病向愈。

3. 咳嗽　有声无物为咳,有物无声为嗽。咳声重浊有力多为实证,咳声低微多为虚证;咳痰色白,量多易咳者,多为寒痰或痰湿阻肺;痰稠色黄,量少难咳者,多为肺热;干咳或痰少而黏,多为阴虚肺燥或燥邪犯肺;咳嗽阵发,连声不断,多见于小儿顿咳或百日咳,多由风痰相搏、阻遏气道所致。

4. 呃逆　即气逆于上,自咽喉而出,其声呃呃,不能自主。呃声高亢有力者,多为实热证;呃声低沉无力者,多为虚寒证;久病、重病呃逆不止,声低气怯者,为胃气衰败之危候。

5. 嗳气　即胃中气体因胃气失和而逆上出咽喉所发出的声响,声长而缓,古称"噫气"。嗳声低沉断续,兼见纳呆食少者,多为胃虚气逆,常见于年老或久病之人;嗳气频作,未见酸腐气味,兼见脘痛者,多为寒邪客胃;嗳气发作因情志变化而增减,嗳声响亮而频作,嗳后脘腹胀减,多为肝气犯胃;嗳气酸腐,兼脘腹胀满者,多为宿食停滞。

二、嗅气味

1. 口气　口气臭秽,多为胃热;口气酸腐,多为饮食积滞;口气腐臭,多为牙疳或内痈。

2. 排泄物、分泌物　主要包括痰液、二便、带下、恶露等。排泄物、分泌物凡恶臭者,多为实热;气味腥冷者,多为虚寒。如咳吐浊痰脓血,腥臭异常,多为肺痈。大便臭秽为热、腥冷为寒;大便酸腐,矢气如败卵,多为宿食内停。小便清长色白而无臭,多为虚寒;小便黄赤而臭秽,多为湿热。女子带下黄稠而臭秽,多为湿热下注;带下清稀而腥,多为脾肾虚寒;产后恶露臭秽,多为邪热侵袭胞宫。

3. 病室气味　病室内有血腥味,多见于失血证;有腐臭或尸臭味,多为脏腑衰败;有尿臊气味,多见于严重肝肾衰竭患者;有烂苹果味,多为消渴重证。

> **🚩 考点提示:**特殊病室气味的主病

第三节　问　诊

📖 **导入情景**

小李,男,23岁。自觉怕冷严重,穿厚衣服仍然不能缓解,略有发热,伴有咳嗽、鼻流清涕,后头部及项背部僵硬、疼痛,舌淡红,苔薄白,脉浮紧。

工作任务

1. 还应对小李的哪些方面进行详细询问。

2. 根据小李的临床表现判断其所患的病证类型。

"十问歌"的
由来
(拓展阅读)

问诊是中医收集临床资料的重要手段,主要通过对患者或陪诊者进行有目的地询问,以了解疾病的发生、发展、治疗、当前症状及有关情况的一种方法。问诊内容包括患者的一般情况、既往史、个人史、家族史等内容,应重点围绕现病史进行,以求得到完善、准确的病情资料,为临床诊治提供依据。

问诊过程中,护理人员要围绕患者的主诉进行有目的、有步骤的询问,态度和蔼,语言通俗,避免主观性和片面性。另外,问诊过程也是医患进行沟通的过程,要注意给予患者恰当的宽慰,帮助患者建立起治愈的信心。初学者可借鉴中医学传统的《十问歌》进行临床问诊。

一、问寒热

寒,有恶寒和畏寒之分。恶寒指患者自觉怕冷,虽添衣加被或近火取暖不能缓解,多由外感导致;畏寒指患者虽冷,但添衣加被或近火取暖而有所缓解,多因阳虚所致。热,即发热,指体温高于正常或患者自觉全身、局部发热的感觉。

> **考点提示**:恶寒与畏寒的特点

临床问诊中,首先要问患者是否有恶寒发热的症状。另外,恶寒发热的轻重、恶寒发热是否同时出现、出现的时间、持续时间等,都具有临床意义。

(一) 恶寒发热

患者自觉怕冷并伴有体温升高,称恶寒发热并见,多见于外感表证,包括表寒证、表热证和太阳中风证。

1. 表寒证　恶寒重发热轻,多为外感寒邪所致,常伴有无汗、头身疼痛、脉浮紧。

2. 表热证　恶寒轻发热重,多为外感热邪所致,常伴有口干微渴、汗出、脉浮数。

> **考点提示**:表寒证与表热证鉴别

3. 太阳中风证　发热轻,恶风,自汗,多为外感风邪所致。

(二) 但寒不热

患者自觉怕冷而不发热,称为但寒不热。新病自觉脘腹或局部剧烈冷痛,脉沉迟有力者,属实寒证,多因寒邪侵袭、损伤阳气所致;久病体弱畏寒,脉沉迟无力者,属虚寒证,多因阳虚失却温煦所致。

> **考点提示**:实寒证与虚寒证病机有何不同

(三) 但热不寒

患者自觉不恶寒但恶热,称为但热不寒,多属里热证,临床可见壮热、潮热、低热等。

1. 壮热　高热不退,不恶寒反恶热。多见于风寒入里化热或风热内传的里热实证,常伴有多汗、烦渴等症。

2. 潮热　按时发热或定时热甚,如潮水有定时,临床常见以下三种类型。

(1)阴虚潮热:多为午后或入夜发热,以五心烦热为特征,常伴颧红盗汗、舌红少苔、脉细数等症,属阴虚内热。

> **考点提示**:潮热的分类

(2)阳明潮热:多为日晡(下午3时至5时)发热,热势较高,又称日晡潮热,多因胃肠燥热内结所致,常见于阳明腑实证,伴有腹满硬痛拒按、大便燥结、舌红、苔黄燥等症。

(3)湿温潮热:以午后热甚、身热不扬为特征。多因湿阻热伏、热难透达所致,常见于湿温病,伴头身困重、胸闷呕恶、便溏、苔腻等。

> **考点提示**:低热的分类

3. 低热　指轻度发热(体温多在37~38℃之间),但发热持

续时间较长,多属内伤疾病所致,临床上按病机分为以下几种:

(1)气虚发热:可见长期低热,烦劳则甚,伴有神疲懒言、自汗、脉虚等症,多为脾虚清阳不升,郁而发热。

(2)阴虚发热:一般表现为长期低热,见"阴虚潮热"。

(3)气郁发热:表现为情志不舒、时有微热,并伴有急躁易怒、胁肋胀痛、脉弦等症,多责之于情志不遂、肝郁化火。

(4)小儿夏季热:临床常见小儿在夏季气候炎热时出现长期低热,伴有烦躁、口渴、无汗、多尿等症,至秋凉时低热缓解,多责之于小儿气阴不足。

（四）寒热往来

寒热往来即恶寒、发热交替出现。若寒热往来发无定时,并伴有胸胁苦满、口苦、咽干、目眩、不思饮食者,属少阳证;寒热往来发有定时,寒战高热交替出现,多见于疟疾,常伴有头痛、全身酸痛、恶心、呕吐、肌肉酸痛等症。

微课堂:千古名方"小柴胡汤"（微课）

> 🔖 考点提示:少阳证与疟疾的区分

二、问汗

汗由人体阳气蒸化津液出于体表而成。临床问诊中,患者是否有汗、汗量多少、汗出时间、汗出部位可以作为判断外邪性质和机体卫阳盛衰的重要依据。

1. 表证辨汗 表证无汗,伴有恶寒重发热轻、头项强痛、脉浮紧者,属外感寒邪的表实证;表证有汗,伴有发热重恶寒轻、咽喉红肿疼痛、脉浮数者,属外感风热的表实证;表证有汗,伴有发热恶风、脉浮缓者,属外感风邪的表虚证。

> 🔖 考点提示:表证有汗、无汗的鉴别

2. 里证辨汗 通过对里证患者汗出情况的询问,可以判断病证性质和机体阴阳的盛衰。

(1)自汗:即日间清醒时汗出、活动尤甚,常伴有畏寒、气短、神疲等症,属气虚或阳虚。

(2)盗汗:即睡中汗出、醒后汗止,常伴有两颧潮红、五心烦热等症,属阴虚。

> 🔖 考点提示:自汗与盗汗的鉴别

(3)战汗:即先见战栗,随后汗出。战汗往往是邪正相争、疾病发展变化的转折点。若汗出热退、脉平身凉,是正胜邪祛之象;若汗出热不退、烦躁不安、脉来急促,则为邪盛正衰的危候。

(4)大汗:即汗出量多。有虚实之分,实热者多见蒸蒸发热,汗出不已,兼见面赤、渴喜冷饮、脉洪大;亡阳者可见冷汗淋漓,兼有面色苍白、四肢厥冷、脉微欲绝,多见于危重患者。

> 🔖 考点提示:战汗的临床特点

3. 局部辨汗 头汗,即汗出仅限于头部,多由上焦热盛或中焦湿热郁蒸所致;半身汗,即身体一侧出汗,或为左侧,或为右侧,或为上半身,或为下半身,而另一侧无汗者,多因无汗侧经络闭阻所致,多见于中风、痿证、截瘫患者;手足心汗,即手足心汗出过多,兼见口燥咽干、便秘尿黄等,多为阳气内郁、阴虚阳亢、中焦湿热郁蒸所致。

> 🔖 考点提示:大汗虚实分类及临床表现

三、问疼痛

问疼痛,主要包括疼痛的部位、性质、程度、时间等。一般可将疼痛概括为虚实两类:实者,痛剧、持续时间长、拒按,多因感受外邪或气滞血瘀,阻滞经络,气血不畅,不通则痛;虚者,痛缓、时痛时止、喜按,多因气血不足或阴精亏损,脏腑经络失养,不荣则痛。

1. 疼痛性质　病因病机不同,疼痛特点各异。

(1)胀痛:即疼痛而胀,主气滞。如胸胁脘腹等处胀痛,时发时止,多为肺、肝、胃肠气滞;头目胀痛,多见于肝阳上亢或肝火上炎。

(2)刺痛:即痛如针刺,固定不移,拒按,主瘀血,多见于头部、胸胁、脘腹等部位。

考点提示:胀痛、刺痛、冷痛的主病

(3)冷痛:即疼痛伴有冷感,痛而喜暖,主寒证,属寒邪侵袭、阻滞经络,或阳气不足、失于温煦,多见于腰脊、脘腹及四肢关节等部位。

(4)灼痛:即疼痛伴有灼热感,痛而喜凉,主热证,属火热熏灼,多见于口舌、咽喉、胸骨后、胃脘部、四肢关节等部位。

(5)隐痛:即痛势轻缓、绵绵不休,主虚证,属精血亏虚或阳虚失养,多见于头部、脘腹、胁肋、腰背等部位。

(6)走窜痛:即疼痛部位游走不定或走窜攻痛,属气滞或风胜,多见于胸胁、脘腹、肢体关节等部位。

此外,疼痛伴憋闷感,多见于胸部,多为痰浊阻肺或心脉痹阻;疼痛伴沉重感,多见于头部、四肢及腰部,多因湿邪困阻气机或肝阳上亢、气血上壅;疼痛伴有酸楚感,多见于四肢、腰背等部,属风湿侵袭、气血不畅,或气血不足、筋脉失养。

2. 疼痛部位　通过询问疼痛部位,可测知病变所在的脏腑、经络。

(1)头痛:头为诸阳之会,故外感、内伤诸病均可导致其疼痛。①分经:前额连眉棱骨痛,属阳明经;两侧头痛,属少阳经;巅顶痛,属厥阴经;头痛连项背,属太阳经。②辨虚实:外感六淫或痰瘀内阻,上扰清窍所致者,属实证;气血不足,肾精亏损,髓海失养所致者,属虚证。

考点提示:头痛的分经

(2)胸痛:心肺居于上焦,故胸痛多与心肺有关。如胸前虚里部作痛,痛引肩背者,病位在心;胸膺作痛,兼咳喘,病位在肺。虚里憋闷刺痛者,为瘀阻心脉;胸痛伴喘促,痰黄稠者,为热邪壅肺;胸痛而咳吐腥臭脓血痰,多为肺痈;胸痛咯血,或痰中带血,伴潮热、盗汗,多属肺痨。

(3)胁痛:两胁是肝胆经所过之处,故胁痛多与肝胆有关。如胁肋胀痛,身目发黄,鲜明如橘色,为肝胆湿热;胁肋胀痛,情绪抑郁,为肝郁气滞;胁肋灼痛,头晕面赤,为肝胆火盛;胁肋刺痛,或胁下触及固定肿块、拒按,多为肝脉瘀阻;胁肋饱满而胀,咳唾痛剧,为悬饮。

(4)胃脘痛:胃以降为顺,各种原因所致之胃失和降、气机阻滞均可导致胃脘疼痛。进食后疼痛加剧的,多属实证;进食后痛势缓解的,多属虚证;胃脘灼痛,喜凉恶热,为热证;胃脘冷痛,得热痛减,为寒证。

(5)腹痛:询问腹痛时,首先要问清疼痛的部位,以判断病变所在脏腑。脐以上为大腹,属脾胃;脐以下至耻骨以上正中为小腹,属膀胱、女子胞、大小肠;小腹两侧为少腹,属足厥阴肝经。其次,还应结合腹痛性质确定病证虚实。如大腹隐痛、喜温喜按,多为脾胃虚寒;小腹胀痛、小便不利,为膀胱气滞;小腹刺痛,随月经周期发作,多属气滞血瘀;少腹冷痛,牵及外阴,为寒凝肝脉。

(6)腰痛:腰痛绵绵、酸软无力,多属肾虚;腰脊或腰骶部冷痛重着,遇阴冷则剧,多为寒湿痹痛;腰部刺痛,痛处固定,夜间尤甚,为瘀血;腰脊疼痛连及下肢,多属风寒痹阻;腰痛牵掣少腹,伴尿频、尿急、尿痛或尿血,多为湿热蕴结之淋证。

(7)四肢痛:多见于风寒湿三邪相合侵袭人体之痹证。若疼痛游走不定,为行痹,以风邪偏盛为主;若疼痛剧烈,遇寒加甚,得热痛减,为痛痹,以寒邪偏盛为主;若重着而痛,固定不移,或伴见肌肤麻木不仁,为湿痹,以湿邪偏盛为主;若关节红肿热痛,为热痹,多因感受湿热之邪,或风寒湿郁久化热所致;若独见足跟或胫膝痛,属肾虚,多见于年老体弱之人。

四、问饮食口味

问饮食口味包括食欲、食量、渴饮及口味的变化等。

1. 食欲与食量　患者食欲减退或不欲食,多为脾失健运。多食易饥,又称消谷善饥,多责之于胃火炽盛、腐熟太过;如多食易饥伴见形体渐瘦,多为消渴;若消谷善饥伴有大便溏泄,则多为胃强脾弱。饥而不欲食,多为胃阴不足。厌食油腻厚味,多为湿热内蕴。嗜食异物,多为虫积。疾病过程中,食量渐增,提示胃气渐复;食量渐减,则提示胃气渐衰。妊娠期间妇女出现的厌食或偏食,不属病态。

2. 口渴与饮水　疾病过程中,口不渴,多因患者津液未伤,常见于寒证、湿证。口干渴,但欲漱水不欲咽,多为瘀血内停;渴而多饮,伴小便量多、消瘦,多为消渴;渴不多饮,兼身热不扬、心烦、苔黄腻,多为湿热内蕴;口渴咽干,夜间尤甚,伴颧红、盗汗、五心烦热,多为阴虚火旺;渴喜冷饮,伴见壮热、大汗,多为里热炽盛、津液亏虚,常见于汗、吐、下太过,津液耗伤;渴喜热饮而量不多,或水入即吐,多为痰饮内停。

3. 口味　口甜而腻,多为脾胃湿热;口苦,多为心火炽盛、肝胆火旺;口中泛酸,多为肝胃蕴热;口咸,多为肾虚;口味酸馊,多为食积内停;口淡无味,多为脾失健运。

五、问睡眠

1. 失眠　又称不寐,以经常不易入睡,或睡而易醒不能再睡,或睡而不酣时易惊醒,甚至彻夜不眠为特征,常伴多梦。失眠伴心悸、健忘、纳呆、倦怠乏力者,多为心脾两虚;虚烦不眠,常伴潮热、盗汗、舌红少津、脉细数者,为阴虚内热;夜卧不安,伴腹胀、嗳气、舌苔厚腻者,多为肝胃不和、胃失和降;心烦不宁,伴多梦易醒、口舌生疮者,为心火亢盛;心烦不眠兼头晕耳鸣、五心烦热、腰膝酸软,男子阳痿、遗精,女子月经失调者,多责之于心肾不交;夜寐不安,伴胆怯易惊、口苦、呕恶者,多为胆郁痰扰。

胃不和则卧不安(拓展阅读)

2. 嗜睡　又称多眠,以不论昼夜、时时欲睡、唤之即醒、醒后复睡为特征。困倦嗜睡,伴见头昏、胸闷、肢体困重,多为痰湿困脾、清阳不升;饭后嗜睡,伴见神疲倦怠,食少纳呆,多为脾失健运;嗜睡而神疲,伴有畏寒肢冷、蜷卧喜温,多为心肾阳虚,神失温养;大病久病,神疲而嗜睡,是正气未复的表现。

临床上,应注意区别嗜睡与昏睡。昏睡指日夜沉睡、神志不清,甚则对外界刺激无任何反应。温病中出现高热、昏睡不醒,为热入心包之象;中风见昏睡而有鼾声、痰鸣,多为痰瘀互结,蒙蔽心神。

六、问二便

包括询问二便的色、质、味以及排便次数、伴随症状等。有关二便的颜色、气味等内容,已分别在望诊、闻诊中阐述,这里重点介绍二便的性状、排便次数及排便感觉等内容。

1. 大便　主要包括便次、性状及排便感的异常。

(1)便次异常:①便秘,指大便数日一行,粪质干硬,排出困难,或排便次数正常,但便干而排下艰难,或大便虽不干燥,但因无力而便难。便秘有虚实之分:实证多因邪滞胃肠、热结肠道致腑气不通;

虚证多因血虚津亏、肠道失润,或气虚推动乏力而致。②泄泻,指便次增多,便质稀薄、甚至如水样。便次正常,但便质稀软不成形者,为便溏。泄泻虽有寒热虚实之别,但多与脾虚湿盛有关。泻下臭秽,伴呕腐吞酸、腹胀纳减,多为食积内停;泻下清稀,伴腹部冷痛、肠鸣、苔白腻,多为寒湿;泄泻暴作,伴腹痛急迫、泻下不爽、肛门灼热,多为大肠湿热蕴结。泄泻伴纳差、腹胀、神疲消瘦,多为脾虚失运;黎明前腹痛作泻,泻后痛减,伴形寒肢冷、腰膝酸痛,为"五更泄",多为脾肾阳虚。

(2)便质异常:除上述便秘大便干硬燥结、泄泻大便稀溏外,常见的异常便质还有以下几种:溏结不调,即大便干稀不调、或时干时稀、或先干后稀,多为肝脾不调、中焦气虚;完谷不化,指便中有较多未消化的食物,多为脾肾阳虚;便血,指便中带血、或先便后血、或先血后便、或血便相杂,多为热邪迫血旺行,或气不摄血。

> 🔖 考点提示:便质异常的常见情况

(3)排便感异常:里急后重,即腹痛窘迫、时时欲便,而肛门重坠、大便不爽,多责之于湿热内阻、肠道气滞、气机不畅;肛门灼热,即排便时肛门有灼热感,多为大肠湿热下迫;肛门重坠,即肛门有下坠之感,甚则脱肛,于劳累或排便后加重,多属脾虚中气下陷。

> 🔖 考点提示:排便感异常的常见情况

2. 小便　主要包括尿量、排尿次数、排尿异常感等。

(1)尿量:①尿量增多,即尿次、尿量超过正常。多尿而伴多饮、多食、消瘦,多为消渴;小便清长、夜尿频多,多为阳气亏虚。②尿量减少,即尿次、尿量少于正常。尿少而黄,主热盛或吐下伤津;尿少而伴水肿,多为气化失常、水湿内停。

(2)排尿次数:①小便频数,即排尿次数增多。新病小便频数、短赤急迫,多为膀胱湿热;久病小便频数、量多色清、夜间尤甚,多为肾气不固。②癃闭,小便不畅、点滴而出为"癃",小便不通、点滴不出为"闭",两者合称"癃闭"。其病机有虚实之分,实证多为湿热蕴结膀胱,或瘀血、结石阻塞下焦而致;虚证多由阳虚气化无力、津液内停,或脾气虚弱、升降失常致膀胱开合失司。

(3)排尿感异常:小便涩痛,即小便排出不畅,伴痛而急迫、灼热,多为湿热下注、膀胱气化不利,常见于淋证;余沥不尽,即小便之后点滴不尽,多缘于肾气不固、膀胱失约,常见于年老久病体衰者;小便失禁,即患者神志清醒而小便自遗,多属肾气不足、封藏失职。遗尿,即睡眠中小便自行排出,醒后方知,多责之于肾气不足、膀胱失约。

七、问经带

1. 问月经　主要包括月经周期、行经天数、经量、经色、经质及伴随症状,必要时询问末次月经日期、初潮或停经的年龄。

📖 **知识链接**

女性正常月经

女性初潮年龄一般在 14 岁左右,月经周期平均 28 天左右,经期 2~8 天,经色正红或略暗,经质不稀不稠,无瘀块,无特殊气味。一般妊娠期和哺乳期月经不来潮。绝经年龄在 49 岁左右。

---

(1)经期:①月经先期,即月经周期提前 7 天以上,且连续发生 3 个月经周期或以上。先期而经色鲜红、量多、质稠者,属血热;先期而色淡、量多、质稀者,属气虚。②月经后期,即月经周期错后 7

天以上,且连续发生 3 个月经周期或以上。后期而色淡、量少、质稀者,属血虚;后期而色暗、量少、有血块者,属血寒;月经后期而色暗有块,伴刺痛者,属血瘀。③月经前后不定,超前或错后超过 7 天以上,且连续发生 3 个月经周期或以上。经行无定期,伴腹痛拒按,或乳房胀痛、甚则不可沾衣,多为肝郁气滞。

(2)经量:经量过多,多责之于热迫冲任、气虚失摄或瘀血内阻;经量过少,多责之于血海空虚或寒凝血瘀。崩漏,即不在经期的阴道突然大量出血,势急量多为崩,势缓量小为漏。闭经,即未受孕又不在哺乳期,连续停经 3 个月以上者,虚者多因肝肾不足、精血虚弱、血海空虚而致,实者多由气滞血瘀、痰湿阻滞、胞脉不通而致。

(3)经色与经质:经色淡红而质稀,为血虚;经色鲜红而质稠,为血热;经色紫红而有块,为血瘀。

(4)痛经:指妇女在经期或经前,出现周期性的小腹或腰部疼痛。如经期或经前出现乳房及小腹胀痛,并随情绪波动而加重者,多为情志不遂、气滞作痛;经期腰腹部刺痛、月经色暗或见血块者,多为瘀血阻滞;经行腹痛、遇热痛减,主寒;行经后期出现小腹坠胀,伴腰膝酸软,主肾虚;行经时腰部隐痛或小腹下坠、月经量少色淡、伴神疲纳呆,多为脾虚。

2. 问带下 包括白带的量、色、质和气味等。

生理状态下的带下为妇女阴道内的乳白色无臭的分泌物,具有濡润阴道的作用。若带下量多、色白、清稀而无臭,多为脾虚;带下清冷、稀薄,伴腰酸者,为肾虚;带下色黄、黏稠而臭秽,为湿热;带下色红而黏稠,或赤白相间,多为肝经有热。

八、问小儿

问小儿要根据其生理特点,询问小儿出生前后的情况、预防接种情况、传染病史、传染病接触史、生长发育情况、发病原因等。如是否足月出生,出生时情况,做过哪些预防接种,是否患过麻疹、水痘,是否与传染病病人有过接触,囟门闭合的时间,走路说话的迟早,喂养方法,有无遗传性疾病,父母的健康状况,发病前诱因等。

第四节　切　　诊

📖 导入情景

小赵,男,35 岁。自述患慢性胃炎 3 年。近日来,因工作调动等问题致情志抑郁、烦闷不舒,出现面部萎黄、烧心、反酸、晨起恶呕、口苦、纳差、腹胀等症状,舌暗淡、苔薄黄、脉弦数。

工作任务

1. 指导患者做好切脉前准备。

2. 进行切脉诊断。

切诊,即护理人员用手在患者体表一定部位进行触、摸、按、压,以了解病情的一种诊察方法,主要包括脉诊和按诊。

一、脉诊

脉诊,又称切脉,是护理人员用手指触按患者的脉搏,以探查脉象、了解病情的一种诊察方法。

(一) 部位

目前临床上主要运用寸口诊法,即护理人员用自己的示指、中指及无名指指腹切按患者双手腕部桡动脉浅表部位。掌后高骨(桡骨茎突)内侧桡动脉搏动处部位为关,关前(腕端)为寸,关后(肘端)为尺。两手各有寸、关、尺三部,共六部脉。其分候的脏腑是:左寸候心,左关候肝,左尺候肾;右寸候肺,右关候脾,右尺候肾(命门)(图8-5)。

考点提示:寸口诊法脏腑分布

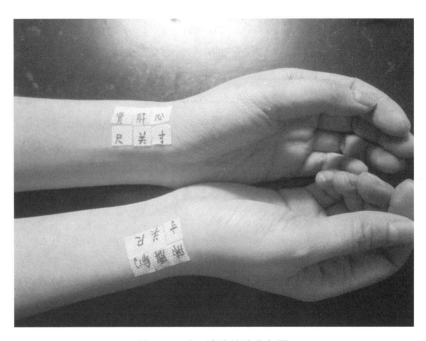

图 8-5 寸口诊法脏腑分布图

(二) 方法

切脉前,先让患者休息片刻。切脉时,患者取坐位或仰卧位,手臂平伸和心脏处于同一水平,直腕仰掌,腕下垫脉枕,使气血通畅。护理人员面向患者,以左手切患者的右手,右手切患者的左手。首先用中指按高骨内侧定关部,再用示指按在关前的寸部,无名指按在关后的尺部。三指呈弓形,指头平齐,以指腹按触脉体,视患者身材的高矮调节布指的疏密。另外,由于小儿寸口脉狭小,可用"一指(拇指)定关法",不再细分三部。切脉时,轻按在皮肤上为浮取,中按至肌肉为中取,重按至筋骨为沉取。寸、关、尺三部,每部均有浮、中、沉三候,合称三部九候。

考点提示:脉诊的方法

诊脉的内容包括脉搏的频率、节律、充盈度、显现部位、流利度和波动幅度等。诊脉时应注意保持环境安静,诊脉时间一般不应少于1分钟。

(三) 正常脉象

脉象即脉动应指的形象。正常脉象,又称平脉或常脉,其特点是:三部有脉,不浮不沉,一息四至(每分钟60~80次),和缓有力,节律一致。由于年龄、性别、气候等因素的影响,脉象会有相应的生理性变化。如春季脉稍弦,夏季脉稍洪;小儿脉象较数,老年人脉多弦;瘦人脉多浮,胖人脉多沉等。

考点提示:正常脉象特点;常见病脉的脉象特点及临床意义

(四)常见病脉及临床意义

1. 浮脉

【脉象特征】

轻按即得,重按稍弱而不空。特点是脉搏显现部位表浅。

【临床意义】

主表证。脉浮紧者,多为外感风寒;脉浮数者,多为外感风热。此外,浮脉也可见于虚阳外越证,如久病体虚者脉浮而无根,是病情危重的征象。

2. 沉脉

【脉象特征】

轻取不应,重按始得。特点是脉搏显现部位较深。

【临床意义】

主里证。沉而有力为里实,沉而无力为里虚。

3. 迟脉

【脉象特征】

脉来迟缓,一息不足四至(相当于每分钟60次以下)。

【临床意义】

主寒证。迟而有力为实寒,迟而无力为虚寒。

4. 数脉

【脉象特征】

脉来疾速,一息五至以上(相当于每分钟90次以上)。

【临床意义】

主热证。数而有力为实热,数而无力为虚热。

5. 虚脉

【脉象特征】

三部脉轻取、重按皆空虚无力,是无力脉的总称。

【临床意义】

主虚证。脉空而无力为气虚,脉细而无力为血虚,迟而无力为阳虚,数而无力为阴虚。

6. 实脉

【脉象特征】

三部脉轻取、重按皆有力,是有力脉的总称。

【临床意义】

主实证。脉实而偏浮数为实热证,实而偏沉迟为寒实证。

7. 滑脉

【脉象特征】

往来流利,应指圆滑,如盘走珠。

【临床意义】

主痰饮、食滞、实热。亦见于妊娠妇女和体质壮实的青壮年。若邪热郁于血分,则脉象滑数相兼。

8. 涩脉

【脉象特征】

脉细而行迟,往来艰涩不畅,如轻刀刮竹。

【临床意义】

主气滞、血瘀、精伤、血少。气滞血瘀,则脉涩而有力;精血衰少、津液耗伤,则脉涩而无力。

9. 洪脉

【脉象特征】

脉形宽大,如波涛汹涌,来盛去衰。

【临床意义】

主热盛。多由邪热亢盛、气盛血涌所致;若元气大伤而见洪脉,多洪大而虚,为邪盛正衰之危候。

10. 细脉

【脉象特征】

脉细如线,软弱无力,应指明显。

【临床意义】

主气血两虚、诸虚劳损、湿病。营血亏虚不能充盈脉道,则脉细而无力;寒邪侵袭或剧烈疼痛,则脉细而弦紧;湿阻脉道,气血不充,则脉象细缓。

11. 弦脉

【脉象特征】

端直以长,如按琴弦。

【临床意义】

主肝胆病、痛证、痰饮,也见于健康的老年人。情志不遂、痰饮内停、疼痛均可致肝失疏泄而见弦象。

12. 紧脉

【脉象特征】

脉来绷急,应指有力,按之左右弹指,如牵绳转索。

【临床意义】

主寒证、痛证。多见于实寒证、痛证和食积内停等。

13. 促脉

【脉象特征】

数而时止,止无定数。

【临床意义】

主阳盛实热、痰饮、宿食停滞,也见于五脏衰微。

14. 结脉

【脉象特征】

缓而时止,止无定数。

【临床意义】

主阴盛气结、寒痰血瘀、气虚血弱。阴盛气结者,脉结而有力;气虚血弱者,脉结而无力。

15. 代脉

【脉象特征】

缓而时止,止有定数。

【临床意义】

主脏气衰微。气血虚衰则脉气不相续接,故脉有歇止。

二、按诊

按诊是护理人员对患者病变部位进行触摸按压,以获得病情信息的诊察方法。

1. 按肌肤　按肌肤主要是审察全身肌肤的寒热、肿胀、疼痛及润燥等情况。

肌肤灼热者,多为阳热证;肌肤寒冷者,多为阴寒证;手足心灼热者,多为阴虚内热。肌肤肿胀,按之凹陷不起者,为水肿;按之即起者,为气肿。病变局部喜揉喜按者,为虚证;硬痛拒按者,为实证。皮肤滑润而有光泽者,为气血未伤;肌肤干燥如鱼鳞状、抚之棘手,称肌肤甲错,多为津液不足、气血不荣或瘀血内阻。

外科疮疡,肿处灼热疼痛者,多为阳热证;按之肿硬不热者,多为阴寒证。肿势平坦、根盘散漫者属虚;肿而色红、根盘紧束者属实。按之痛势不甚、肿块坚硬者,多为无脓;按之则痛,边硬顶软者,多为脓成。

2. 按手足　按手足,主要是诊察手足寒热。若手足俱冷,多为阳虚寒盛;手足俱热,多为阳热炽盛;手足心热,多为阴虚内热;四肢厥冷但胸腹灼热、口渴尿赤,多由内热炽盛、阳郁于里不能外达所致。

扫一扫,
看总结

3. 按脘腹　按脘腹,主要是检查脘腹的疼痛、软硬以及有无癥瘕积聚等情况。脘腹疼痛喜按、按之痛减者,为虚证;痛而拒按者,为实证。腹部胀满、叩之如鼓、小便自利者,属气胀;按之如囊裹水、推之漉漉有声、小便不利者,属水臌。腹内肿块时聚时散,或按之无形、痛无定处者,病在气分,属瘕聚,多为气滞;有肿块,按之坚硬、推之不移、刺痛且痛有定处者,病在血分,属癥积,多为血瘀。右侧少腹部按之疼痛,尤以重按后突然放手而疼痛更为剧烈的,多为肠痈初起。

扫一扫,
测一测

4. 按腧穴　按腧穴,是根据对某些特定腧穴的按压反应诊断疾病的一种方法。如胃病在胃俞穴和足三里穴有压痛、肠痈在阑尾穴有压痛、肺病可在肺俞穴摸到结节或中府穴有压痛等。

思考与练习

1. 失神的内容有哪些? 临床意义如何?
2. 简述五色主病的内容。
3. 简述问寒热的主要内容。
4. 简述望舌苔的内容。
5. 简述切脉的方法。

（才晓茹　王　欣　王　惠）

第九章 辨证施护

> ## 学习目标
>
> 1. 掌握八纲的概念。
> 2. 熟悉八纲辨证。
> 3. 了解脏腑辨证施护。
> 4. 学会根据八纲辨证和脏腑辨证的结果，制定合理的护理方案。
> 5. 具有朴素辨证法思想，养成辨证施护的逻辑思维能力。

辨证是中医护理学认识和诊断疾病的方法，又是施护的前提和依据。只有准确的辨证，才能为临床护理诊断提供正确的依据，也才能做到恰当的护理并达到预期的效果。

中医学的辨证方法较多，分别从不同的角度分析、认识证候，其中八纲辨证是各种辨证方法的总纲，脏腑辨证是各种辨证方法的基础。

第一节　八纲辨证施护

八纲，是指阴、阳、表、里、寒、热、虚、实八个辨证纲领。疾病的表现尽管错综复杂，但基本上都可以用八纲加以归纳，因而八纲辨证是各种辨证的总纲领。它将疾病的病位深浅、病证性质、邪正盛衰、证候类别等情况归纳为表证、里证、寒证、热证、虚证、实证、阴证、阳证八个纲领，称为八纲辨证。

考点提示：八纲辨证的含义

一、表里辨证施护

表里辨证是辨别病变部位、病情轻重和病势趋向的两个纲领。

（一）表证辨证施护

表证是外感邪气从皮毛、口鼻侵入人体，邪正斗争于肌表所致的证候。表证多起病急、病程短、病位浅。

考点提示：表证的主症及护理措施

【临床表现】

主症：恶寒（或恶风）发热、苔薄、脉浮。兼症：头痛、身痛、骨节酸痛，喷嚏、鼻塞、流涕、咽喉痒痛、咳嗽等。

【护理措施】

辛散解表

1. 密切观察患者体温、呼吸、舌象等变化,防止表证内传。

2. 表证以汗为法,汗出不及则病邪不去,汗出太过则耗气伤津,所以在发汗过程中要注意观察发汗的程度,以遍身微汗为佳。

3. 汤剂应温服,服药后宜静卧温覆取汗,可食热粥以助发汗。注意观察患者出汗情况及体温变化,一般汗出热退即可停药。若患者服药后仍不出汗,或汗出后症状不除,需要继续服药,并且适当缩短服药间隔。

4. 服药后要注意保暖避风,以促进发汗。

5. 饮食宜清淡且易消化、吸收。

📖 **知识链接**

在日常生活中,感冒属于表证范畴。如果患者身体虚弱,更要注意不能发汗过多。因患者原本肌表不固,常有自汗发生,如发散太过,汗出过多,会使正气更虚,津液更亏,有时不但感冒难以治愈,反而会加重原有疾病。

(二) 里证辨证施护

里证是邪气深入人体脏腑、气血、骨髓所表现的一类证候。里证一般病位深,病因复杂,病情较重,病程较长。

【临床表现】

与表证相比,里证的临床表现较多。如不恶寒、高热、呼吸气粗、语声洪亮、胸闷胸痛、腹痛便秘、舌苔厚腻、脉沉等。

【护理措施】

里证的范围极为广泛,临床表现多种多样,应根据具体情况辨证施护,具体护理措施见寒热、虚实、阴阳及脏腑辨证施护。

二、寒热辨证施护

寒热辨证是辨别疾病性质的两个纲领。

(一) 寒证辨证施护

寒证,是感受寒邪,或阳虚阴盛,表现为机体功能活动抑制或衰退的一类证候的统称。

【临床表现】

畏寒喜暖,口淡不渴,面色苍白,肢冷蜷卧,痰、涎、涕清稀,小便清长,大便稀溏,舌淡苔白而润滑,脉迟或紧。

【护理措施】

温里散寒

1. 注意观察患者面色,舌象,寒热喜恶,肢体温凉,口渴与否,以及分泌物、排泄物等情况。

📑 考点提示:寒证的临床表现及护理措施

2. 患者宜居住阳面房间,室温应适当偏高。平时要注意防寒保暖,根据具体病情适当添加衣被。

3. 对病程长,病情较重的患者,要注意安抚患者的情绪,使其保持良好的精神状态。

4. 患者宜食温热性食品,忌生冷。

(二) 热证辨证施护

热证,是感受热邪,或阴虚阳盛,表现为机体功能活动亢进的一类证候的统称。

【临床表现】

身热喜凉、口渴喜冷饮、面红目赤、烦躁不安、痰涕黄稠、小便短赤、大便秘结、舌红苔黄厚而干、脉数等。

【护理措施】

清热泻火

1. 注意观察患者体温、汗出、神志、食欲、二便、舌象、脉象等情况。

> 考点提示:热证的临床表现及护理措施

2. 发热患者应卧床休息,保持房间空气新鲜,温度适宜。因患者可能出汗较多,衣被应勤更换晾晒。

3. 热证患者多心情烦躁,应注意安抚其情绪,以利康复。

4. 饮食宜清淡易消化,忌食辛辣助热食物。烦热口渴患者,应多饮水,多食西瓜、梨等水果。

三、虚实辨证施护

虚实辨证是辨别邪正盛衰的两个纲领。

(一) 虚证辨证施护

虚证是指人体正气不足、脏腑功能衰退所表现的一系列证候的统称。临床上又有气虚、血虚、阴虚、阳虚的区别。

【临床表现】

1. 血虚证 面色苍白或萎黄无华、唇色淡白、头晕眼花、心悸失眠、手足麻木,妇人月经量少、色淡、衍期或经闭,舌质淡、脉细无力。

> 考点提示:虚证的临床表现及护理措施

2. 气虚证 面色无华、少气懒言、语声低微、神疲乏力、自汗、动则诸症加重、舌淡、脉虚弱。

3. 阴虚证 形体消瘦、午后潮热、盗汗、两颧红赤、咽干口燥、手足心热、小便短黄、大便干结、舌红少苔、脉细数。

4. 阳虚证 面色淡白、畏寒肢冷、精神不振、自汗、口淡不渴、小便清长、大便稀溏、舌淡胖苔白滑、脉沉迟无力。

【护理措施】

补虚扶正

1. 注意观察患者的神、色、形态、汗出、二便、舌象及脉象的变化,以区分虚证的类型。

2. 虚证患者居处宜安静,空气新鲜,光照充足,温湿度适宜。注意气候变化,预防感冒。患者应注意休息,避免过度疲劳。

3. 患者身体虚弱,病程较长,应鼓励他们乐观、开朗,保持心情舒畅,避免恼怒、抑郁、思虑等精神刺激。

4. 应根据气、血、阴、阳虚损的不同,分别给予相应的饮食调护。

（二）实证辨证施护

实证是指邪气亢盛,或者病理产物积聚,而正气未衰,所产生的亢盛有余的一系列病证的统称。

【临床表现】

由于致病邪气的性质及所在部位的不同,实证的临床表现多样,常见的主要有高热、烦躁,甚至神昏谵语、胸闷、呼吸气粗、痰涎壅盛、腹胀痛拒按、大便秘结或大便下利、里急后重、小便不利或小便淋沥涩痛、舌质苍老、舌苔厚腻、脉实有力。

> 考点提示:实证的护理措施

【护理措施】

泻实祛邪

1. 注意观察患者神、色、寒热、疼痛的性质、二便、汗出、舌象、脉象等情况。

2. 保持病室空气新鲜,温湿度适宜,清洁安静。病情较重者宜卧床休息,烦躁者要慎防坠床。

3. 实证患者一般起病急、病程短,大多数思想顾虑较多,精神紧张,因而应做好患者思想工作,解除其思想顾虑、增强其信心,使之情绪安定,以配合治疗,促进患者早日恢复健康。

4. 饮食宜清淡易消化,忌食辛辣刺激和肥腻之品。腹痛患者,更要节制饮食。

5. 实证多采用泻实祛邪之法,服药后应加强观察。用药应中病即止,以免伤及正气。

四、阴阳辨证施护

阴阳辨证是概括病证类别的两个纲领,可以从总体上概括整个病情。

（一）阴证辨证施护

阴证是体内阳气虚衰,或寒邪凝滞的证候。临床上一般所说的阴证是指里虚寒证。

【临床表现】

精神萎靡、面色苍白、畏寒肢冷、口不渴、便溏、小便清长、舌淡胖嫩、苔白滑、脉迟弱等。

> 考点提示:阴证的临床表现
> 及护理措施

【护理措施】

温补阳气

1. 主要观察患者精神情志、汗出有无及多少、四肢温度以及二便、舌苔、脉象等情况。

2. 患者居处宜温暖向阳,光线充足,在病情许可的情况下适当活动。

3. 中药热服或温服,进食温补阳气的食物,忌食生冷瓜果和寒凉食物。

4. 阳虚患者容易产生消极、悲观情绪,要多鼓励其积极乐观,多与人交往,保持良好的精神状态。

（二）阳证辨证施护

阳证是体内热邪壅盛,或阳气亢盛的证候。临床上一般所说的阳证是指实热证。

【临床表现】

身热面赤、烦躁不安、气壮声高、口渴喜饮、呼吸气粗、大便秘结、小便短赤、舌红绛、苔黄、脉洪滑实等。

> 考点提示:阳证的临床表现

【护理措施】

详见热证辨证施护。

第二节 脏腑辨证施护

📖 **导入情景**

小张,女性,30岁。近两月来因家中琐事,情志抑郁,易发脾气,喜太息,胸胁胀闷不适,月经前乳房胀痛,脉弦。

工作任务

1. 请运用脏腑辨证,准确辨识小张所患病证的证型。

2. 请为小张制订合理的护理计划。

脏腑辨证是在藏象理论基础上,把四诊收集的病情资料,进行分析和归纳,辨明脏腑病变的病因、病位、病性以及正邪盛衰状况的一种辨证方法。脏腑辨证是中医临床辨证方法中的一个重要组成部分。

一、心与小肠病辨证施护

(一) 心气虚、心阳虚、心阳虚脱证

【临床表现】

心悸、气短,活动时加重,自汗、脉细弱或结代,为其共有症状。若兼见面白无华、体倦乏力、舌淡苔白,此属心气虚;若兼见形寒肢冷、心胸憋闷、舌淡胖、苔白滑,此属心阳虚;若出现大汗淋漓、四肢厥冷、面色苍白、口唇青紫、呼吸微弱、脉微欲绝、神志模糊甚至昏迷者,为心阳虚脱之危症。

🖰 **考点提示**:心与小肠病的护理措施及每一证型的辨证要点

【辨证要点】

心气虚证为心悸加气虚证。心阳虚证为心悸怔忡、心胸憋闷或疼痛加阳虚证。心阳虚脱证为心悸怔忡、心胸憋闷或疼痛加亡阳证。

(二) 心血虚、心阴虚证

【临床表现】

心悸、健忘、失眠、多梦为其共有症状。若兼见面白无华、眩晕、唇舌色淡、脉细,为心血虚证;若兼见心烦、颧红、潮热、五心烦热、盗汗、舌红少苔、脉细数,为心阴虚证。

【辨证要点】

心血虚证为心悸、失眠加血虚证。心阴虚证为心悸、心烦、失眠加阴虚证。

(三) 心火炽盛证

【临床表现】

心胸烦热、失眠、面赤口渴、舌尖红赤、苔黄、脉数;或见口舌生疮、舌体糜烂疼痛;或吐血、衄血,甚或狂躁、谵语等。

【辨证要点】

心胸烦热、口舌生疮、舌尖红赤、脉数。

（四）心脉痹阻证

【临床表现】

心悸怔忡、心胸憋闷疼痛、痛引肩背内臂,时作时止;或见痛如针刺,舌紫暗;或有瘀斑、瘀点,脉涩或结代;或见心胸闷痛,体胖多痰,身重困倦,舌胖苔厚腻,脉沉滑;或见心胸剧痛、遇寒加重、得温痛减,畏寒肢冷,舌淡苔白润,脉沉迟或沉紧;或见心胸胀痛,因情志波动而加重,喜太息,舌淡红或暗红,脉弦。

【辨证要点】

心悸怔忡、心胸憋闷或疼痛。

【护理措施】

1. 对于心病患者应观察其神志、舌象和脉象等。尤其在急性发作期间,更应加强监护。

2. 病室环境要保持安静,避免突发噪声。

3. 心病患者病情较轻者,可适当活动,如散步、打太极拳等;重者需要绝对卧床休息。

4. 保持患者心情舒畅,情绪稳定,避免过于激动。

5. 饮食宜清淡,少食肥甘厚味。保持大便通畅,忌辛辣、浓茶、烟酒等。

二、肺与大肠病辨证施护

（一）肺气虚证

【临床表现】

咳喘无力、动则气短、面色淡白无华、体倦乏力、声音低微,或有自汗畏风、易于感冒、舌淡、脉虚弱。

> 🖉 考点提示:肺与大肠病的护理措施及每一证型的辨证要点

【辨证要点】

咳喘无力,加气虚证。

（二）肺阴虚证

【临床表现】

干咳无痰、或痰少而黏稠、或咳痰带血,口干咽燥,声音嘶哑,形体消瘦,潮热,颧红,五心烦热,盗汗,舌红少苔,脉细数。

【辨证要点】

干咳或痰少而黏,加阴虚内热证。

（三）风寒束肺证

【临床表现】

咳嗽气喘、痰稀色白、鼻塞流清涕、恶寒发热、无汗、头身疼痛、舌苔薄白、脉浮紧。

【辨证要点】

咳喘、痰液清稀,加风寒表证。

（四）风热袭肺证

【临床表现】

咳嗽、痰黄稠、发热微恶寒、口渴、咽干痛、目赤头痛、鼻流黄涕、舌尖红、苔薄黄、脉浮数。

【辨证要点】

咳嗽、痰黄,加风热表证。

心与小肠病证型知识扩充（拓展阅读）

（五）燥邪犯肺证

【临床表现】

干咳无痰或痰少而黏、不易咳出，唇舌口鼻咽部干燥，身热恶寒，头痛，舌干红苔白或黄，脉浮数或细数。

【辨证要点】

干咳、口鼻咽干燥，加表证。

（六）大肠湿热证

【临床表现】

腹痛，泄泻秽浊，或下痢脓血、里急后重、肛门灼热，口渴，小便短赤，舌红苔黄腻，脉滑数。

【辨证要点】

泄泻秽浊，加湿热内结证（舌红苔黄腻、脉滑数）。

【护理措施】

1. 肺病患者应注意观察其呼吸、咳嗽、咳痰、气喘、舌象及脉象等情况。

2. 应注意气候变化，做好防寒保暖工作，避免受凉感冒。

3. 避免接触刺激性气体、灰尘、烟雾、花粉等。

4. 病情许可时应适当运动，以增强肺脏功能。

5. 饮食宜清淡易消化、没有刺激气味。忌食辛辣、油腻黏滞、煎炸之品，忌烟酒。

6. 做好情志护理，保持患者心情舒畅，克服悲观情绪。

7. 对大肠病患者，注意观察腹痛、腹泻或便秘情况，以及大便的性状、次数、颜色等。腹泻频繁者保持肛门及会阴部清洁，便后用温水洗净或温水坐浴后涂搽润肤膏。

肺病证型知识
扩充（拓展
阅读）

三、脾与胃病辨证施护

（一）脾气虚证

【临床表现】

食少纳呆、口淡无味、脘腹胀满、便溏、面色萎黄、少气懒言、四肢倦怠消瘦，舌淡边有齿痕、苔白、脉缓弱。

> 考点提示：脾与胃病的护理措施及每一证型的辨证要点

【辨证要点】

食少、腹胀、便溏，和气虚证并见。

（二）脾阳虚证

【临床表现】

纳呆食少、脘腹胀满冷痛、喜温喜按、畏寒肢冷、面色萎黄、口淡不渴，或肢体困重，或周身水肿、大便溏薄，或白带量多质稀，舌质淡胖、苔白滑、脉沉迟无力。

【辨证要点】

食少、腹胀冷痛、便溏，和阳虚证并见。

（三）脾虚气陷证

【临床表现】

脘腹坠胀、食后益甚，或便意频频、肛门坠重，或久痢不止、甚则脱肛，或内脏下垂，或小便浑浊如米泔。伴头晕目眩、少气无力、肢体倦怠、食少便溏，舌淡苔白、脉虚弱。

【辨证要点】

脘腹坠胀、内脏下垂,和脾气虚证并见。

（四）脾不统血证

【临床表现】

便血、尿血、肌衄、鼻衄、齿衄,或妇人月经过多、崩漏,伴有食少便溏、神疲乏力、少气懒言、面白无华,舌淡、脉细弱。

【辨证要点】

出血表现和脾气虚证并见。

（五）寒湿困脾证

【临床表现】

脘腹痞闷、食少便溏、泛恶欲吐、口淡不渴、头身沉重、面色晦黄,或见肢体水肿、小便短少、妇人白带过多,舌淡胖、苔白腻、脉濡缓。

【辨证要点】

脘腹痞闷、泛恶便溏,和寒湿内盛证（口淡不渴、舌淡胖、苔白腻、脉濡缓）并见。

（六）湿热蕴脾证

【临床表现】

脘腹痞闷、纳呆呕恶、口黏而甜、肢体困重、便溏尿黄、身目发黄,或皮肤发痒,或身热起伏、汗出热不解,舌红苔黄腻、脉濡数或滑数。

【辨证要点】

脘腹痞闷、呕恶便溏,和湿热内蕴证（身热起伏、汗出热不解、尿黄、舌红苔黄腻、脉濡数或滑数）并见。

（七）食滞胃脘证

【临床表现】

脘腹胀满或疼痛、嗳腐吞酸,或呕吐酸腐食物、吐后腹痛得减、厌食、矢气酸臭、大便溏泄、泄下物酸腐臭秽,舌苔厚腻、脉滑。

【辨证要点】

脘腹胀满或疼痛、嗳腐吞酸、厌食。

【护理措施】

1. 注意观察患者的精神、面色、舌象、脉象以及呕吐物、排泄物等情况。

2. 居室要温度适宜,光线充足,避免潮湿。

3. 进食一定要定时、定量、有节制,不可暴饮暴食,饮食宜少食多餐,以软、烂、温热、易消化食物为宜,纠正不良的饮食习惯。忌生冷黏腻,肥甘厚味。

4. 在病情许可的情况下,适当活动,促进机体气血运行,改善胃肠功能。

5. 调整心情,减少思虑,保持心情舒畅。

四、肝与胆病辨证施护

（一）肝血虚证

【临床表现】

眩晕耳鸣、面白无华、爪甲不荣、两目干涩、视物模糊、夜盲、肢体麻木、筋脉拘挛、月经量少或闭

0904

胃病证型知识
扩充（拓展
阅读）

经、舌质淡、脉细。

【辨证要点】

目、爪、筋脉失养,月经不调,和血虚证并见。

考点提示:肝与胆病的护理措施及每一证型的辨证要点

(二)肝阴虚证

【临床表现】

头晕、头痛、耳鸣、胁肋隐痛、两目干涩、视物模糊、烦躁失眠、五心烦热、潮热盗汗、咽干口燥、舌红少苔、脉弦细数。

【辨证要点】

目、爪、筋脉失养,和阴虚内热证并见。

(三)肝气郁结证

【临床表现】

情志抑郁或易怒、善太息、胸胁或少腹胀痛,或咽有梗阻感,或胁下痞块,妇人见乳房胀痛、痛经、月经不调、甚至闭经,舌质紫或舌边有瘀斑、脉弦。

【辨证要点】

情志抑郁、易怒,胁肋、乳房、少腹等肝经循行所过部位胀痛,或妇女月经失调。

(四)肝火上炎证

【临床表现】

头胀痛、眩晕、面红目赤、急躁易怒、口苦咽干、失眠或噩梦纷纭、胁肋灼痛、耳鸣耳聋、尿黄便秘,或吐血、衄血,或目赤肿痛,舌红苔黄、脉弦数。

【辨证要点】

肝、胆经循行所经过的头、目、耳、胁等部位可出现火热炽盛的症状。

(五)肝阳上亢证

【临床表现】

急躁易怒、头目胀痛、眩晕耳鸣,或面部烘热、口苦咽干、腰膝酸软,小便黄,大便秘结,舌红苔黄,脉弦数,尺脉弱。

【辨证要点】

头目胀痛、眩晕耳鸣、腰膝酸软。

(六)肝胆湿热证

【临床表现】

胁肋胀痛、口苦纳呆、呕恶腹胀、小便短黄、大便不调、苔黄腻、脉弦数,或兼见身目发黄、发热,或见阴囊湿疹、睾丸肿大热痛,或外阴瘙痒、带下黄臭等症。

【辨证要点】

胁肋胀痛、纳呆呕恶,或身目发黄,与湿热内蕴证并见。

(七)寒凝肝脉证

【临床表现】

少腹胀痛、睾丸坠胀遇寒加重,或见阴囊内缩、痛引少腹,面色白,形寒肢冷,口唇青紫,小便清长,舌淡苔白,脉沉弦。

【辨证要点】

少腹、阴部冷痛与寒盛之象并见。

0905 肝病证型知识扩充(拓展阅读)

【护理措施】

1. 注意观察患者的神志、疼痛、睡眠等情况。

2. 居室宜安静,热证患者居处环境温度宜偏低,寒证患者室温适当偏高。尤其对于胆气虚的患者,更要避免噪声或其他因素的突然刺激。

3. 做好患者情志护理,使患者情志舒畅,缓解易怒、紧张心情。

4. 饮食宜清淡,忌油腻。

五、肾与膀胱病辨证施护

(一) 肾精不足证

【临床表现】

男子精少不育、女子经闭不孕、性功能减退,小儿发育迟缓、身材矮小、智力低下、动作迟钝、囟门迟闭、骨骼痿软,成人可见早衰、发脱齿摇、耳鸣耳聋、健忘恍惚、足痿无力。

> 考点提示:肾与膀胱病的护理措施及每一证型的辨证要点

【辨证要点】

生长发育迟缓、生殖功能减退,成人出现早衰表现,但无明显热象及寒象。

(二) 肾阳虚证

【临床表现】

腰膝酸软,形寒肢冷、以下肢为甚,头晕耳鸣,神疲乏力,男子阳痿,女子不孕,尿少,水肿或五更泄泻,面色淡白,舌质淡胖,脉沉迟。

【辨证要点】

腰膝酸软、全身功能低下伴阳虚证。

(三) 肾阴虚证

【临床表现】

腰膝酸软、眩晕、耳鸣耳聋、失眠多梦、咽干舌燥、形体消瘦、五心烦热、潮热盗汗、男子遗精、女子经闭、不孕,或见崩漏,舌红苔少而干,脉细数。

【辨证要点】

腰膝酸软、男子遗精、女子月经不调,和阴虚证并见。

(四) 膀胱湿热证

【临床表现】尿频、尿急、排尿灼热疼痛、小便短少、赤涩,或尿血,或尿有砂石,或尿浊,或腰痛、少腹拘急胀痛,发热,舌红苔黄腻,脉濡数。

【辨证要点】

尿频、尿急、尿痛。

【护理措施】

1. 注意观察患者水和盐的摄入、排尿次数及尿量。

2. 病室应注意卫生洁净,冷暖适宜。肾阳虚者宜居处向阳,光线充足,尤其注意腰部和双膝的保暖。

3. 肾病患者应以营养丰富的食物为主,但要注意患者的消化功能。

4. 肾病患者多病情缠绵,要耐心安抚,解除患者恐惧心理。

5. 膀胱病患者应多饮水,以增加尿量。注意个人卫生,保持会阴部清洁,每日用温开水清洗外

0906

肾病证型知识扩充(拓展阅读)

阴,勤更换内裤。

扫一扫,
看总结

扫一扫,
测一测

思考与练习

1. 何为"八纲"?
2. 气虚和阳虚的临床表现有哪些?
3. 试述心血虚的辨证要点。
4. 简述肾阳虚证的临床表现。
5. 简述心脉痹阻证的护理措施。

(吴文华 王 欣)

第十章 中医养生与防护原则

📖 **学习目标**

1. 掌握护（治）病求本这一原则。
2. 熟悉养生的基本原则及主要方法。
3. 了解未病先防、既病防变、扶正祛邪、调整阴阳等防护原则。
4. 学会用中医养生理论进行养生指导。
5. 具有"天人合一"的养生理念，养成良好的健身与卫生习惯。

扫一扫，
自学汇

第一节 中医养生

📖 **导入情景**

陈先生，31岁，未婚，公司职员，大学文化。主诉失眠、健忘6个月，伴乏力，烦躁易怒，食欲差，大便干燥，工作效率下降。查：舌红少苔，脉弦，实验室检查基本正常。分析其症状，排除抑郁症及其他精神障碍，诊断其处于亚健康状态。

工作任务

1. 对陈先生进行心理疏导、安慰，鼓励其宣泄不良情绪。
2. 对陈先生生活起居、饮食营养及运动等方面进行指导。

养生，又名摄生、道生、保生等，是指根据生命发展的规律，采取保养身体，调整情志等方法，以达到减少疾病、增进健康、延年益寿等目的的健身益寿活动。

一、养生的基本原则

1. 顺应自然　人生于天地之间，依赖于自然而生存，人的生命活动状态也因自然界的变化而受到影响。自然界有春夏秋冬四季与昼夜的变化，人体脏腑功能强弱、气血盛衰、气机升降也随自然界阴阳消长变化而改变。人体应主动顺应四时气候变化安排生活起居，使人体生理活动与自然界变化同步，保持身体内外环

🔖 考点提示：养生的基本原则

境的协调统一。

2. 形神共养 "形"指人的形体,"神"指人的精神、意识和思维活动。形是神的物质基础,神是形的主宰。形神统一,二者相辅相成,密不可分。养生不仅要注意形体的保养,同时还要注意精神的调摄,只有做到形神共养,才能使形体强健,精力充沛,身心健康。

3. 调养脾肾 五脏安和,精自得养。五脏之中,肾为先天之本,主藏精,而精是构成人体和促进人体生长发育的基本物质。脾胃为后天之本,气血生化之源,五脏六腑、四肢百骸皆赖之以养。先天之本在肾,后天之本在脾,二者相互促进,相互补充。通过调养肾精、健运脾胃,可使精气充足,体健神旺,从而达到延年益寿的目的。

二、养生的主要方法

1. 起居调摄

(1)起居有常:春季阳气升发,万物复苏,起居宜晚卧早起;夏季阳气旺盛,万物繁盛,宜晚卧早起;秋季阳气渐收,阴气渐长,宜早卧早起;冬季阴气最盛,阳气闭藏,宜早卧晚起。一日之中,白天阳气较充盛,人体阳气盛,适合工作学习;夜晚阴气当令,人体阳气入里,则适于卧床休息。顺应自然的生活规律,可使人体脏腑调和,阴阳平衡,达到健康长寿的目的。

📌 考点提示:养生的主要方法

(2)劳逸适度:劳,指体劳、神劳和房劳;逸,指休息。适度劳作,能使气血通畅;适当休息,可恢复体力和精力。过劳则耗伤气血,而发生疾病;过逸则气血郁滞,脏腑功能减退。因此,养生应当正确处理劳逸之间的关系,要劳逸结合,动静有度,动以养形,静以养神,统筹安排,相互促进。

2. 饮食调养

(1)饮食卫生:饮食要保证食物新鲜富含营养,避免进食腐败变质、受污染及有毒的食物,以免对人体造成损害而发病。宜食温热熟食,少食寒凉之品,一则熟食易消化、吸收,二则在加热食物过程中也起到了清洁、消毒之作用。

(2)饮食有节:一是指饮食要适量,不可饥饱失常,因过量易伤及脾胃,过少则导致气血不足。二是饮食要有定时规律,一般一日三餐养成习惯。

(3)合理搭配:饮食种类要多样化,应做到寒热兼顾、五味搭配。偏食温热之品,易化热生火,过食生冷则易伤脾胃阳气。食物味道不同,其作用也有所区别。五味分属五脏,与五脏各有其亲和性,五味偏嗜,易致相应脏腑功能失调。

(4)三因调食:即因时、因地、因人调节饮食。因时调食是根据季节阴阳变化进行饮食调养,如夏季炎热,饮食宜清淡而非肥甘厚味;冬季寒冷,饮食忌冷宜热,并适当进食热量较高的膳食以补养,如牛肉、羊肉。因地调食,即根据不同区域的气候、地理环境和饮食物来源的特点,进行饮食调养,如在环境潮湿的地带生活时,可适当食用辛辣之品,以祛除湿邪。因人调养,即根据人的不同年龄、体质、生活习惯等特点,以选用相应的食养方法。如体质偏热者,进食宜凉而忌热;体质偏寒者,进食宜温而忌凉;形体肥胖者多痰湿,食宜清淡而少肥甘。

3. 调摄精神 指采取各种措施保持心神宁静、心态平和的心理调节方法。首先要提高自身品德修养,提高自我控制能力,以恬淡怡然的心态对待生活中的得与失。如能做到心境安宁、乐观随和,则气血流畅、五脏安和。如静坐、散步、阅读、导引等方法,皆可达到清静养神效果。也可通过运动、书法、音乐、园艺、文娱活动等陶冶情操,达到怡情养性的作用。

4. 运动养生 运动可以疏通经络、运行气血、强筋壮骨,使人体气血充足、精力旺盛,从而达到

衣着养生、睡眠养生、房事养生(拓展阅读)

药膳养生(拓展阅读)

益寿延年的目的。传统养生运动形式多样,种类繁多,如五禽戏、太极拳、易筋经、八段锦以及武术运动等。现代的运动方式有散步、慢跑、爬山、舞蹈、器械锻炼等。

第二节　防护原则

📖 **导入情景**

　　王女士,42岁,家庭主妇。近一年来双手指间关节时有疼痛,每于劳累、受凉或气候变换时发作,稍事休息则疼痛缓解,未见水肿、变形、晨僵等异常反应。舌淡,苔薄白,脉濡。中医诊断为"痹症"。

　　工作任务

　　1. 对王女士进行运动锻炼指导,以增强机体抗病能力。

　　2. 对其生活起居进行指导,避免出现感染、寒冷、潮湿、过劳等各种诱因。

一、未病先防

　　未病先防,就是在疾病未发生之前,做好各种预防工作,以防止疾病的发生。疾病的发生,关系到正邪两个方面。正气不足是疾病发生的根本原因,邪气是导致疾病发生的重要条件。因此,未病先防必须从提高正气、慎避邪气两方面着手,防止疾病的发生。

> 🔖 **考点提示:**未病先防包括哪两方面内容

　　1. 提高正气　通过精神调摄、运动锻炼、起居调摄等方法,使人体气血平和,脏腑功能强盛,增强机体抗邪能力,从而减少或避免疾病的发生。进行药物预防及人工免疫也是提高人体正气抗邪能力的重要方法。

　　2. 防止病邪的侵袭　讲究卫生,防止环境、水源和食物的污染,根据气候的变化及时增减衣被,疫病流行时,应"避其毒气",并做好消毒隔离等工作,这些措施都是防止病邪入侵的有效方法。

二、既病防变

　　既病防变是指疾病发生后,应早期诊断、早期治疗,以防止疾病的发展与传变。

　　1. 早期诊治　一般来说,疾病初期,病位较浅,病情多轻,正气未衰,病较易治。如不及时诊治,病邪就有可能由表传里,侵犯内脏,使病情愈来愈复杂、深重,治疗也就愈加困难。

　　2. 控制传变　传变是指脏腑组织病变的转移和变化,又称传化。疾病的传变有一定规律性,"见肝之病,知肝传脾"就是根据脏腑生克制化规律提出的控制疾病传变的方法。临床上治疗肝病,常配合健脾法,就是既病防变法则的具体应用。

人痘接种法
(拓展阅读)

三、护(治)病求本

　　护(治)病求本是指医护人员在进行临床护理与治疗时,必须先辨明疾病的本质,并针对其本质进行护理和治疗,是辨证施护与辨证论治的根本原则。

> 🔖 **考点提示:**标本缓急的含义及内容

(一)标本缓急

　　"标"是和"本"相对而言的。中医学中标与本的含义有多种,如从正邪关系分,正气为本,邪气为标;从病因与症状来分,病因为本,症状为标;从疾病新旧或发病先后分,旧病为本,新病为标,先病为本,后病为标;从病变部位分,脏腑病为本,肌表、经络病为标等。在复杂多变的临床病证中,常有标本主次不同,治疗上也就有先后缓急之分。

1. 急则护(治)其标　当标病危急时,若不先护(治)其标病,就会危及到患者的生命或影响到本病的总体治疗,故临床上必先护(治)其标。如水臌患者,当腹水大量增加,出现腹部胀满、呼吸喘促、二便不通的危急证时,护、治均应立足于先消除腹水,可用利水、逐水法;待腹水消减、病情稳定后,再调理肝脾,护、治其本病。

2. 缓则护(治)其本　是指从疾病根本上着手的护(治)之法,大都用于症状与病势较缓的病证。如肺痨咳嗽,肺阴虚为本,咳嗽为标,此时标病不至于危及到生命,护理与治疗时不应用一般的止咳法护、治其标,而应滋养肺肾之阴以护、治其本,当肺阴充足时,咳嗽亦会随之而愈。

3. 标本同护(治)　标病、本病同时俱急,在时间、条件上又不允许单一护(治)标或单一护(治)本时,可采取标本同护(治)法,以提高疗效,缩短病程。如临床表现有身热、腹硬满痛、大便燥结、口干渴、舌燥苔黄等,此乃邪热内结为本,阴液受伤为标,标本俱急,故在护理和治疗时,可泻热攻下与滋阴通便同用。

(二) 正护与反护

1. 正护　是逆其疾病证候性质而实施的护法,又称"逆治、逆护法"。适用于疾病本质和征象一致的病证。具体应用包括"寒者热之""热者寒之""虚则补之""实则泻之"。

> 考点提示:正护、反护的含义及应用区别

2. 反护　是顺从其疾病的假象而实施护理的方法,又称"从治、从护法"。适用于疾病的本质与征象相反的病证。

(1)热因热用:是以热治热,即用热药、热护法,适用于阴寒内盛、格阳于外、反见热象的真寒假热证。

(2)寒因寒用:是以寒治寒,即用寒凉药、寒凉护法,适用于里热极盛、阳盛格阴、反见寒象的真热假寒证。

(3)塞因塞用:是以补开塞,即用补益药、补塞护法,适用于因虚而闭阻的真虚假实证。

(4)通因通用:是用通利的药物、通利的护法,适用于具有实性通泄症状的病证。如食积腹痛,泻下不畅,热结旁流;瘀血所致的崩漏;膀胱湿热所致的尿频、尿急、尿痛等。

四、扶正祛邪

正,即正气,是指人体正常的生理功能及抵抗疾病的能力。邪,即邪气,是导致疾病发生的各种因素。《黄帝内经》说"正气存内,邪不可干""邪之所凑,其气必虚"。这说明正气不足是疾病发生的根本原因,而邪气入侵是疾病发生的条件。

扶正,就是使用扶助正气的各种护理与治疗手段,增强体质,提高机体的抗邪及康复能力,适用于以正气虚为主要矛盾的病证。祛邪,就是消除病邪,达到祛除邪气、恢复正气的目的,适用于以邪气实为主要矛盾的病证。

五、调整阴阳

万物皆法于阴阳,阴阳失调,百病始生,所以中医养生治病调养和辨证施护都是依据阴阳平衡理论而进行的。

1. 损其有余　是对阴或阳其中一方过盛所导致的病证进行护理、治疗时采取的原则。由于阴胜则阳病,阳胜则阴病,故可采用"损其有余"的方法进行护理。如阳热亢盛的实热证,应用"热者寒之"的方法,以泻其阳热。护理措施是根据热盛情况可予冷敷,室内通风,汤药冷服,给清凉饮料和寒性食物等。

2. 补其不足　是对于阴阳偏衰,即阴或阳的一方虚损不足病证进行护理与治疗的原则。临床上对阴虚、阳虚或阴阳两虚等病证,采取"补其不足"的方法进行护理和治疗。如素体阴虚者,容易生热,表现为心烦、失眠、多梦、盗汗等。护理措施补阴则可降火(虚火),饮食方面就应多食鳖、墨鱼等补阴之品。素体阳虚者,容易生寒,表现为畏寒肢冷、腰膝冷痛、夜尿多、阳事不举等。护理措施旨在回阳祛寒,食疗方面应多食狗肉、羊肉等温热之品。

六、调理气血

气血是构成人体和维持人体生命活动的基本物质,气和血各自作用不同而又相互依存,气血不足会导致脏腑功能减退,导致早衰的病变。如气虚型患者可出现神疲乏力,气短息弱,声低懒言,或面白少华,头晕,自汗,易感冒,活动后诸症加重,舌淡脉虚弱,护理措施以补气为主。血虚型患者常出现皮肤干燥,颜色白或萎黄,没有光泽,口唇和爪甲也常发白,无血色,经期血量少、颜色淡,便秘,视力下降、视物模糊,眼球干涩,护理措施以补血为主,并要求患者保持良好的心态、合理的运动、充足的睡眠,多食营养丰富的食物,少食辛辣刺激。同时,还可配合按摩穴位,加强补血作用。

七、调理脏腑

脏腑是在古代解剖学基础上演变成的人体功能系统的概括,脏腑相互配合,互为表里,不论在生理上或病理上,都是不可分割的。调理脏腑以脾肾为先,但仍要辨证施护。如失眠可以从心脾论治、从心肾论治、从肝论治、从胃论治、从胆论治。其中从心脾论治多见于年迈体虚、劳心伤神、久病恢复期,症见失眠早醒,或多梦易醒、饮食减少、心慌气短等,用归脾丸或天王补心丸益气健脾,养心安神。在护理措施方面,尽可能创造安静舒适的睡眠环境,光线宜暗,避免噪声;少喝或不喝咖啡、浓茶;调畅情志等。

八、三因制宜

由于疾病的发生、发展与转归受时令气候、地理环境、体质强弱、年龄大小等多方面因素影响。因而在进行具体护理时应该考虑这些因素,即对具体情况做具体分析,以制定相适宜的护理方法。

(一) 因时制宜

根据不同季节气候特点来确定保健、养生、用药、护理的原则,称为因时制宜。如夏天炎热,人体腠理开泄,易于汗出,此时感受外邪时,在用药上不宜过用辛温发散之品,以防开泄太过、伤津耗气。护理上尤为重视补充津液、清降暑热。

因时制宜护理,还应注意昼夜间的阴阳盛衰变化。《黄帝内经·灵枢·顺气一日分为四时》说:"夫百病者,多以旦慧昼安,夕加夜甚",这是因为白天阳气盛,机体功能以兴奋为主;夜晚阴气盛,机体功能以抑制为主。在护理危重患者时,尤其应注意夜间的病情变化。

(二) 因地制宜

根据不同的地域环境特点制订适宜的护理、治疗原则,称为因地制宜。如:同为外感风寒证,西北地区,气候寒燥,阳气内敛,人体腠理闭塞,在护理和治疗时用辛温解表药应较多,常用麻黄、桂枝等温性较大的解表药;东南温热地区,气候温暖潮湿,阳气容易外泄,人体腠理较疏松,护理和治疗时用辛温解表药应较少,常用荆芥、防风等温性较小的药物。

(三)因人制宜

根据患者年龄、性别、体质、生活习惯等的不同,采取不同的护理和治疗方法,称为因人制宜。

1. 年龄　老年人生机减退,气血亏虚,病多表现为虚证,或虚中夹实。因此,护理和治疗应多用补虚之法,或攻补兼施。小儿生机旺盛,但气血未充,脏腑娇嫩,发病则易寒易热,易虚易实,病情变化较快。因而,对小儿疾病的护理和治疗,药量宜轻,忌用峻剂。

2. 性别　妇女有经、带、胎、产等生理特点,故护理和治疗用药亦当有别。如月经期、妊娠期用药时当慎用或禁用峻下、破血、滑利、走窜伤胎及有毒药物;产后诸疾则应考虑是否有恶露不尽或气血亏虚。

3. 体质　对素体阳虚患者,当慎用寒凉之品,应注意避寒保暖,予以滋补温热食物;素体阴虚而内热之体,当慎用温热之剂,且起居要清凉,通风要良好,给予清补生津滋阴食品,忌食热补食物。

扫一扫,
看总结

扫一扫,
测一测

思考与练习

1. 简述"护病求本"的含义。

2. 中医养生的基本原则是什么?

3. 请列举五种中医养生的方法。

4. 何谓"正护"?

5. "反护"法有哪些?

（计仁军　苗　冲）

第十一章 中药与方剂

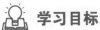 **学习目标**

1. 掌握中药的性能。
2. 熟悉中药的配伍关系,中药汤剂煎煮法,中医用药"八法"及用药护理,常用的中成药及分类。
3. 了解方剂的组成原则和常用中药方剂剂型、中药给药规则。
4. 学会运用中药的升降沉浮和归经分析药物的作用特点。
5. 具有良好的沟通意识,增强中医用药安全意识。

扫一扫,
自学汇

中药疗法是中医治疗疾病的最基本方法,中药用药护理是护理工作的重要内容,护理工作者必须掌握中药与方剂的基本知识,才能为患者提供正确的用药护理。

第一节 中药的基本知识

📖 **导入情景**

王女士,44 岁。乏力、神倦半年余。患者面白少华,口唇色淡,语声低微,身倦乏力,时有自汗,动则汗出更甚,纳差,腹胀,便溏时作。舌淡,苔白略滑,脉弱无力。证属脾气虚弱,方用:人参 10g,茯苓 15g,白术 10g,甘草 10g。嘱其服药期间不能进食白萝卜。

工作任务

1. 王女士服药期间为何不能进食白萝卜?
2. 利用四气五味理论解释人参、甘草在此方中的作用。

中药是在中医理论指导下,用于预防和治疗疾病的药物。传统药物包括植物药、动物药、矿物药等,由于以植物药居多,故称"本草"。

一、中药的性能

中药性能是对中药作用的基本性质和特征的高度概括,主要包括四气五味、归经、升降浮沉和毒

137

性等。

(一) 四气五味

1. 四气　又称四性,即寒、热、温、凉四种药性,是从药物作用于机体所产生的不同反应或治疗效果概括出来的药物性能。寒与凉、温与热之间性质相同而程度上有差异,温次于热,凉次于寒。寒性和凉性药物,具有清热泻火、凉血解毒等作用,能够减轻或消除热证;温性或热性药物,具有温里散寒、助阳通脉、回阳救逆等作用,能够减轻或消除寒证。

> **考点提示:四气的含义**

此外,还有药物的寒热偏性不明显,作用缓和,称为平性药物。

2. 五味　是指酸、苦、甘、辛、咸五种药味。五味反映药物的作用特点,不同的药味,具有不同的作用,五味并不一定是药物的真正味道。

> **考点提示:五味的含义及作用**

(1)酸味:能收、能涩,有收敛、固涩作用。常用于体虚多汗、肺虚久咳、久泻滑脱、遗精遗尿、崩漏带下等病证。如五味子、乌梅。

(2)苦味:能泄、能燥,有泻热、泄下、燥湿等作用。常用于实热证和湿热证的治疗。如黄连、大黄。

(3)甘味:能补、能和、能缓,有补益、缓急止痛、调和药性、和中的作用。常用于虚证、脏腑不和及拘挛疼痛等病证。如人参、甘草。

(4)辛味:能散、能行,有发散、行气、活血、开窍等作用。常用于表证、气血阻滞及神昏窍闭之证。如麻黄、生姜、川芎。

(5)咸味:能软、能下,有软坚散结和泻下作用。常用于热结便秘、痰核、瘿瘤等病证。如芒硝、牡蛎。

此外,药物还有淡味和涩味,但一般将淡味归于甘味,将涩味归于酸味。

药物同时具有气与味,四气和五味有着密切的关系,因此,两者必须结合起来才能更全面地说明药物的作用和性能。一般性味相同的药物,其主要作用也大致相同;性味不同的药物,功效也就有所区别。

(二) 升降浮沉

升降浮沉反映药物作用于人体的不同趋向。升是上升,降是下降,浮是向外发散,沉是向内收敛。升浮属阳,沉降属阴。

升浮药能上行向外,具有升阳、发表、散寒、催吐和开窍等功效,治疗病位在上在表,或病势下陷者;沉降药能下行、向里,具有清热、泻下、利水、收敛、平喘、止呃等作用,治疗病位在下,或病势上逆者。

药物的升降浮沉趋向与药物气味、质地轻重及炮制、配伍有着密切的关系。凡辛甘之味、温热之性的药物多为升浮之品;凡酸、苦、咸之味、性寒凉的药物多为沉降之品;花、茎、叶质地轻的药物多为升浮;果实、种子、矿石等质地重的药物多主沉降;炮制时,酒炒则升,姜炒则散,醋炒则收敛,盐炒则下行。复方配伍中,升浮药在多数沉降药中可随之沉降,沉降药在多数升浮药中则随之升浮。

(三) 归经

归经是指药物对机体脏腑、经络的选择性作用,是以脏腑经络理论为基础的药物作用的定位概念。归经把药物的作用与人体的脏腑经络联系起来,如黄连善清心火,归心经;黄芩善清肺火,归肺经;黄柏善清肾脏虚火,归肾经。一些药物,可以同时归入数经,说明该药对多个脏腑经

> **考点提示:归经的含义**

络病变均有治疗作用。

（四）毒性

毒性是指药物对机体的损害性。根据其损害作用的强弱可分为大毒、有毒、小毒三级。在应用带有毒性的药物时，要根据患者体质的强弱、疾病部位的深浅，恰当选择药物及剂量，中病即止，不可久服，以防止过量或蓄积中毒。

二、中药配伍

配伍是根据病情需要和药物性能，选择两种或两种以上的药物配合使用，包括相须、相使、相畏、相杀、相恶、相反六种关系。

> 考点提示：六种配伍关系及含义

1. 相须　性能、功效相同或相似的药物配合同用，以增强原有疗效。如石膏配知母，其清热泻火之力显著增强。

2. 相使　两药同用，以一药为主，另一药为辅，以增强主药的疗效。如黄芪配茯苓治疗水肿，茯苓能加强黄芪的利水作用。

3. 相畏　一种药物的毒性或副作用能被另一种药物减轻或消除。半夏的毒性能被生姜减轻或消除，即半夏畏生姜。

4. 相杀　一种药物能减轻或消除另一种药物的毒性或副作用。生姜能减轻或消除半夏的毒性，即生姜杀半夏。

5. 相恶　一种药物可使另一种药物的功效降低或消失。莱菔子能降低人参的补气作用，故人参恶莱菔子。

6. 相反　药物配合后能产生毒性反应或副作用。如"十八反""十九畏"中的药物。

相须、相使能产生协同作用而增强药物疗效，临床应尽量多地应用；相恶能降低或消除药物的原有疗效，临床应避免应用；相反能使药物产生毒副作用，临床往往应禁用；相畏与相杀则能减轻或消除毒副作用，临床在必要时选择应用。

"十八反"
"十九畏"
（拓展阅读）

第二节　方剂的基本知识

> **情景导入**
>
> 患儿，李某，3 岁。患口腔溃疡 5 日，就诊时眼角红赤，涎多，情绪烦躁，哭闹不休。查：舌尖红，苔黄，脉数。中医诊断为"口疮"，给予口服导赤片，外用冰硼散治疗。
>
> 工作任务
>
> 1. 治疗该病可选用的剂型是什么？
>
> 2. 方剂常用剂型有哪些？

方剂是在中医理论指导下，按照组方原则，选择适当的药物合理配伍组成的药方。

一、方剂制方

1. 方剂的组成原则　方剂的组成，不是简单地将药物进

> 考点提示：方剂的组成原则

行堆砌、相加,而是根据病情的需要,在辨证论治的基础上,按照组方的原则,合理地选择药物、剂量组合成方。方剂一般由君药、臣药、佐药和使药四个部分组成。

(1)君药:有两种含义。一是辅助君药加强其治疗主病或主证作用的药物;二是针对重要的兼病或兼证起主要治疗作用的药物。

(2)臣药:是配合君药加强疗效的药物,又称辅药。

(3)佐药:有三种。一是佐助药,即配合君、臣药以加强治疗作用,或用以治疗次要兼证或次要症状的药物;二是佐制药,即用于消除或缓解君、臣药的毒性,或能制约君、臣药峻烈之性的药物;三是反佐药,即病重邪甚以及拒药不受的情况下,配用与君药性味相反在治疗中起相成作用的药物,防止病药格拒。

(4)使药:有二种。一是引经药,能引方中诸药直达病所;二是调和药,具有调和方中诸药的作用。

以麻黄汤为例说明方剂的组成原则。麻黄汤由麻黄、桂枝、杏仁、甘草四药组成,主治外感风寒表实证,症见恶寒发热,头痛身疼,无汗而喘,苔薄白,脉浮紧等。方中麻黄发汗解表,宣肺平喘,为君药;桂枝发汗解肌助麻黄发汗解表,为臣药;杏仁宣肺降气助麻黄平喘,为佐药;甘草调和诸药,为使药。四药相配,共奏散寒解表、宣肺平喘之功。

微课堂:方剂的组成变化举例(微课)

2. 方剂的组成变化　方剂的组成既有严格的原则性,又有其灵活性。临证组方时应结合患者的病证、年龄、体质、性别、地域和时令等不同情况而进行调整变化,才能更好地提高疗效。

(1)药味加减变化:主证不变的情况下,主药不变,随着兼证的变化加减药味,即通过对臣药、佐药、使药的调整,以适应主证不变的病情变化。

(2)药量加减变化:方剂的药物组成不变,通过改变其药物剂量,使方药主次与功能主治随之发生改变。

桂枝汤加减变化(拓展阅读)

(3)剂型更换变化:同一方剂尽管用药、用量完全相同,但剂型不同,则药力大小和作用峻缓亦有差别,一般丸剂、散剂作用较缓慢,汤剂作用较迅速。

二、方剂剂型

方剂组成以后,根据病情的需要与药物的特点制成一定的形态,称为剂型。目前常用的剂型有汤剂、丸剂、散剂、膏剂、酒剂、丹剂等。

1. 汤剂　即煎剂,是将方中药物加水浸泡后,再煎煮一定时间,去渣取汁而成。其特点是吸收快,能迅速发挥药效,可根据病情的变化作随证加减,以便照顾到每一患者或各种病证的特殊性。适用于病情较重和病情不稳定的患者。汤剂可以内服,亦可外用熏洗。

2. 丸剂　是将药物研成细粉或药物提取物,以炼蜜、水泛或米糊、面糊、药汁等为赋形剂制成球形的固体剂型。其特点是吸收缓慢,作用持久,节省药材,便于携带和服用。一般适用于慢性疾病。某些芳香走窜,不宜入煎剂的药物如麝香、冰片等,亦应做成丸剂,且多应用于急性病证,如安宫牛黄丸等。常用的丸剂有蜜丸、水丸、糊丸、浓缩丸、蜡丸等。

3. 散剂　分内服与外用两种。内服散剂是将药物粉碎,混合均匀,制成粉末状制剂,用水、茶、米汤或酒冲服,或水煎服;外用散剂是将药物研细后,散布或调敷患处,也可作点眼、吹喉等外用。其特点是制作简便,吸收较快,节省药材,携带方便。适用于各种急、慢性疾病。有效成分不溶或难溶于水,或不耐高温,或剧毒不易掌握用量,或者贵重细料药物等尤适宜制成散剂。

4. 膏剂　将药物用水或植物油煎熬后去渣而成。有内服与外用两种。内服膏有流浸膏、浸膏、煎膏三种。煎膏剂是将药材用水煎煮、去渣浓缩后,加炼蜜或糖制成的半固体制剂,又称膏滋。具有吸收快、浓度高、体积小、便于保存、可备较长时间服用的特点,有滋补调理的作用,用于治疗慢性病和久病体虚者。外用膏是用油类将药物煎熬,去渣后加入黄丹、白蜡等收膏。有软膏和硬膏两种,其特点是使用方便、药效较快,适用于疮疡肿毒、跌打损伤、烧伤、风湿疼痛等。

5. 酒剂　又称药酒,是将药物用白酒或黄酒浸泡一定时间后,去渣取液而成。其特点是便于保存,并可以内服或外用。酒剂服用量少,吸收迅速,见效快,多用于治疗风寒湿痹、跌打损伤等,还可补虚养体。

6. 丹剂　有内服与外用两类。内服丹剂没有固定剂型,有丸剂,也有散剂,每以药品贵重或药效显著而称为丹,如紫雪丹、玉枢丹、至宝丹等。外用丹剂亦称为丹药,是以某些矿物质类药经过炼制、升华、融合等技术处理制成的无机化合物,如红升丹、白降丹等,常供外科使用。

此外,还有冲剂、片剂、糖浆剂、针剂(注射剂)、安瓿口服液、胶囊、茶剂、露剂等多种剂型。

糖浆剂、冲剂、片剂、针剂(注射剂)、安瓿口服液(拓展阅读)

第三节　常用中成药

中成药是以中药材为原料,在中医药理论的指导下,按规定的处方和标准加工制成一定剂型的中药制品,供临床医生辨证应用或患者自行使用的药物。中成药包括膏、丹、丸、散等传统剂型和胶囊、颗粒等现代剂型,具有明确的功效和主治、用法、用量和有效期,以及明确的应用禁忌与注意事项,便于携带和贮存,是历代医学家在长期的医疗实践中创造和总结的精华,与方剂学的发展一脉相承。

为了更好地服务于临床,满足临床用药的需要,按照不同的目的将中成药进行分类。其中根据药物功效的不同,将中成药分为解表类、清热类、温中类、理气类、理血类、扶正类、安神类、祛痰止咳类、祛湿类、祛风止痉类、开窍类、固涩类、消导类、泻下类以及外用中成药等。此种分类方法符合中医的理法方药特点,便于中医临床辨证应用。

一、解表类中成药

凡以解表药为主组成,具有发汗、解表、透疹等作用,可以治疗表证的中成药,统称为解表类中成药。

小柴胡颗粒

【药物组成】

柴胡、姜半夏、黄芩、党参、甘草、生姜、大枣。

【功用主治】

解表散热,疏肝和胃。用于外感病,邪犯少阳证。症见寒热往来、胸胁苦满、食欲减退、心烦喜呕、口苦咽干。具有解热、抗病原微生物、抗炎、保肝利胆、增强免疫功能等作用。

【临床应用】

感冒因邪犯少阳,表里同病所致;疟疾、黄疸因邪犯少阳所致;产后感染或经期感冒因热入血室所致。

【注意事项】

肝火偏盛、肝阳上亢者忌服。

九味羌活丸(颗粒、口服液)

【药物组成】

羌活、防风、苍术、细辛、川芎、白芷、黄芩、甘草、生地黄。

【功用主治】

疏风解表,散寒除湿。具有解热、镇痛、抗炎等作用。用于外感风寒夹湿所致的感冒。症见恶寒、发热、无汗、头重而痛、肢体酸痛。

【临床应用】

1. 感冒由外感风寒湿邪所致。

2. 头痛因外感风邪所致。

3. 痹证症见关节作痛,痛无定处,局部怕冷,但扪之发热,舌苔薄润,脉象弦涩。

【注意事项】

忌生冷、辛辣、油腻之物,饮食宜清淡。孕妇慎用。

疏风解毒胶囊

【药物组成】

虎杖、连翘、板蓝根、柴胡、败酱草、马鞭草、芦根、甘草。

【功用主治】

疏风清热,解毒利咽。本品具有抗病毒、抗炎、提高机体免疫功能等作用。用于急性上呼吸道感染属风热证者。症见发热、恶风、咽痛、头痛、鼻塞、流浊涕、咳嗽等。

【临床应用】

感冒因风热侵袭所致。症见发热、恶风、咽喉红肿疼痛、头痛、鼻塞、流浊涕;急性上呼吸道感染见上述证候者。

【注意事项】

对本品过敏者禁用,脾胃虚寒者慎用。

双黄连口服液(颗粒、胶囊、片)

【药物组成】

金银花、黄芩、连翘。

【功用主治】

疏风解表,清热解毒。用于外感风热所致的感冒。症见发热、咳嗽、咽痛。

【临床应用】

感冒因外感风热所致。症见发热、微恶风、汗泄不畅、头胀痛、鼻塞、流黄浊涕、咳嗽、舌红、苔薄黄、脉浮数;上呼吸道感染见上述证候者。

【注意事项】

有服用本品后发生皮肤瘙痒及皮疹不良反应的报道。对本品过敏者禁用。脾胃虚寒和过敏体质的患者慎用。

二、清热类中成药

本类中成药具有清热泻火、凉血解毒的作用,用于治疗里热证。

黄连上清丸(片)

【药物组成】

黄连、栀子、连翘、炒蔓荆子、防风、荆芥穗、白芷、黄芩、菊花、薄荷、大黄、黄柏、桔梗、川芎、石膏、旋覆花、甘草。

【功用主治】

散风清热,泻火止痛。用于风热上攻、肺胃热盛所致的头晕目眩、暴发火眼、牙齿疼痛、口舌生疮、咽喉肿痛、耳痛耳鸣、大便秘结、小便短赤。

【临床应用】

1. 暴风客热因风热上入,肺胃热盛,引动肝火上蒸头目所致。

2. 聤耳因风热邪毒上犯,肺胃热盛,毒热结聚,循经上蒸耳窍,气血相搏,化腐成脓所致。

3. 口疮因风热邪毒内侵,或肺胃热盛,循经上攻于口所致。

4. 牙宣因肺胃火盛,风热内侵,火热蕴郁,循经上蒸所致。

5. 牙痛因风热邪毒侵袭,肺胃火盛,火毒循经郁结牙龈冠周所致。

6. 喉痹因风热邪毒内侵,肺胃热盛,火热循经上蒸咽喉所致。

【注意事项】

有服用本品发生急性肝损害的个案报道。对本品过敏者、孕妇禁用。脾胃虚寒者不宜用。阴虚火旺者慎用。

清热解毒颗粒（口服液）

【药物组成】

石膏、金银花、玄参、地黄、连翘、栀子、甜地丁、黄芩、龙胆、板蓝根、知母、麦冬。

【功用主治】

清热解毒。用于热毒壅盛所致的发热面赤、烦躁口渴、咽喉肿痛等症;流行性感冒、上呼吸道感染见上述证候者。

【临床应用】

1. 时行感冒由外感时行疫毒之邪,内郁化火所致。

2. 感冒由外感风热,内郁化火所致。

【注意事项】

对本品过敏者禁用。脾胃虚寒者不宜用。

茵栀黄口服液（颗粒）

【药物组成】

茵陈提取物、栀子提取物、黄芩提取物(以黄芩苷计)、金银花提取物。

【功用主治】

清热解毒。本品具有保肝、抗菌等作用。用于热毒壅盛所致的发热面赤、烦躁口渴、咽喉肿痛等症;流行性感冒、上呼吸道感染见上述证候者。

【临床应用】

黄疸因湿热瘀毒蕴结肝胆,胆汁外溢所致。

【注意事项】

阴黄证不宜用;肝衰竭所致的黄疸、梗阻性黄疸及残留黄疸不宜用;自身免疫性肝炎、原发性胆汁性肝硬化和原发性硬化性胆管炎所致的黄疸应慎用。新生儿黄疸禁用。妊娠及哺乳期妇女慎用。本品应中病即止,黄疸消退后应考虑停用,不宜久服。

三、温中类中成药

凡以温里药或化湿药为主组成,具有温中散寒、化湿和胃的作用,用于治疗中焦虚寒证或寒湿中阻证的中成药,称为温中类中成药。

附子理中丸(片)

【药物组成】

附子(制)、党参、炒白术、干姜、甘草。

【功用主治】

温中健脾。本品具有增强机体抗寒能力、镇静、抑制肠道平滑肌运动等作用。用于脾胃虚寒所致的脘腹冷痛、呕吐泄泻、手足不温。

【临床应用】

1. 胃痛因脾胃虚寒,凝滞不通所致。

2. 泄泻因脾肾虚寒,脾失升清所致。

【注意事项】

有服用本品后发生心律失常的个案报道。对本品过敏者禁用。孕妇及哺乳期妇女慎用。

香砂养胃丸(片、胶囊、颗粒)

【药物组成】

木香、砂仁、白术、陈皮、茯苓、半夏(制)、醋香附、枳实(炒)、豆蔻(去壳)、姜厚朴、广藿香、甘草、生姜、大枣。

【功用主治】

温中和胃。本品具有抗胃溃疡和镇痛等作用。用于胃阳不足,湿阻气滞所致的胃痛、痞满。

【临床应用】

1. 胃痛因胃阳不足,寒湿气滞所致。

2. 痞满因脾虚不运,胃气阻滞所致。

3. 纳呆因脾胃虚弱,胃不受纳,脾不运化所致。

【注意事项】

对本品过敏者禁用,脾胃阴虚及湿热中阻者慎用。

四、理气类中成药

理气类中成药是指以行气药和降气药为主组成,具有行气疏肝和胃的功能,用于治疗气滞或气逆所致疾病的一类中成药。

丹栀逍遥丸

【药物组成】

柴胡(酒制)、当归、白芍(酒炒)、栀子(炒焦)、牡丹皮、白术(土炒)、茯苓、甘草(蜜炙)、薄荷。

【功用主治】

疏肝解郁,清热调经。用于肝郁化火所致的胸胁胀痛、烦闷急躁、颊赤口干、食欲减退或有潮热,以及妇女月经先期、经行不畅、乳房与少腹胀痛。

【临床应用】

1. 胁痛因肝郁化火,木郁克土,肝脾失调所致。

2. 胃脘痛因肝郁化火,肝气犯胃,肝胃不和所致。

3. 郁证因情志不遂,肝郁化火,肝失疏泄,肝脾不和所致。

4. 月经不调因肝郁化火,冲任失调所致。

【注意事项】

对本品过敏者禁用。孕妇、经期妇女慎用。服药期间饮食宜清淡,忌生冷及油腻食物并应保持心情舒畅。

气滞胃痛颗粒(胶囊、片)

【药物组成】

柴胡、香附(炙)、白芍、延胡索(炙)、枳壳、炙甘草。

【功用主治】

疏肝理气,和胃止痛。用于肝郁气滞所致的胸痞胀满、胃脘疼痛。

【临床应用】

胃痛因情志失调,肝郁气滞所致。

【使用注意】

孕妇慎用。本品为含延胡索制剂,与咖啡因、苯丙胺等中枢兴奋剂及环己巴比妥等镇静催眠药不宜联用。

五、理血类中成药

凡以理血药为主组成,具有活血、调血、止血等作用,用于治疗血证的中成药,统称为理血类中成药。由于本类中成药易致流产,故孕妇不宜服用。

麝香保心丸

【药物组成】

人工麝香、人参提取物、人工牛黄、肉桂、苏合香、蟾酥、冰片。

【功用主治】

芳香温通,益气强心。本品具有抗心肌缺血、改善血液流变性、降血脂和抗心肌纤维化等作用。用于气滞血瘀所致的胸痹。症见心前区疼痛,且固定不移;心肌缺血导致的心绞痛、心肌梗死见上述证候者。

【临床应用】

胸痹因气滞血瘀、脉络闭塞所致。

【注意事项】

孕妇及对本品过敏者禁用。本品中含有蟾酥,不宜过用、久用。本品具有强心作用,不宜与洋地黄类药物同用。

复方丹参片(颗粒、胶囊、滴丸)

【药物组成】

丹参、三七、冰片。

【功用主治】

活血化瘀,理气止痛。本品有抗心肌缺血、抗动脉粥样硬化、改善血液流变性和降血脂等作用。用于气滞血瘀所致的胸痹。

【临床应用】

胸痹因气滞血瘀、阻塞心脉所致。症见胸前闷痛,或卒然心痛如绞,痛有定处,甚则胸痛彻背,背痛彻胸,舌紫暗或有瘀斑,脉弦涩或结代;冠心病、心绞痛见上述证候者。

【注意事项】

孕妇禁用。寒凝血瘀胸痹心痛者不宜用。妇女月经期及肝肾功能异常者慎用。滴丸剂偶见胃肠道不适。饮食宜清淡、低盐、低脂。忌生冷、辛辣、油腻之品,忌烟酒、浓茶。

速效救心丸

【药物组成】

川芎、冰片。

【功用主治】

行气活血,祛瘀止痛,增加冠脉血流量,缓解心绞痛。本品具有抗心肌缺血、提高机体耐缺氧能力、改善血流动力学指标、镇痛等作用。用于气滞血瘀型冠心病心绞痛。

【临床应用】

1. 胸痹因气滞血瘀、心脉闭阻所致。症见胸闷,胸痛,痛有定处或牵引左臂内侧,心悸,舌紫暗,苔薄,脉细涩;冠心病、心绞痛见上述证候者。

2. 心悸因气滞血瘀、心脉闭阻、心失所养而致。症见心悸不宁,惊惕不安,胸闷心痛,气短,舌质紫暗有瘀斑;功能性心律失常见上述证候者。

【注意事项】

孕妇禁用。寒凝血瘀、阴虚血瘀型胸痹心痛不宜单用;伴有中重度心力衰竭的心肌缺血者慎用。忌食生冷、辛辣、油腻之品,忌烟酒、浓茶。

六、扶正类中成药

以补益药为主组成,具有补益人体气、血、阴、阳等作用,用于治疗各种虚症的一类中成药。

六味地黄丸(颗粒、软胶囊、胶囊)

【药物组成】

熟地黄、酒萸肉、牡丹皮、山药、茯苓、泽泻。

【功用主治】

滋阴补肾。用于肾阴亏损所致的头晕耳鸣、腰膝酸软、骨蒸潮热、盗汗遗精、消渴。

【临床应用】

1. 肾阴亏损证因久病伤肾,或禀赋不足,或房事过度,或过服温燥伤阴之品,致肾阴亏损。

2. 眩晕因肾阴不足,精亏髓少,头窍失养所致。

3. 耳鸣因肾阴不足,精不上承,耳窍失养所致。

4. 发热因阴精亏虚,阴衰阳盛,水不制火所致。

5. 盗汗因阴精亏虚,虚火内生,迫津外泄所致。

6. 遗精因肾阴亏虚,相火内扰所致。

7. 消渴因阴虚燥热所致。

【注意事项】

对本品过敏者禁用。

大补阴丸

【药物组成】

熟地黄、盐知母、盐黄柏、醋龟甲、猪脊髓。

【功用主治】

滋阴降火。用于阴虚火旺所致的潮热盗汗、咳嗽咯血、耳鸣遗精。

【临床应用】

1. 发热因阴虚火旺所致。

2. 盗汗因阴虚火旺,迫津外泄所致。

3. 咳嗽咯血因阴虚火旺,灼伤肺络所致。

4. 耳鸣因肾精不足,耳窍失养所致。

5. 遗精因阴虚火旺,扰乱精室所致。

【注意事项】

气虚发热、火热实证者,以及脾胃虚弱、湿盛便溏者慎用。

人参归脾丸

【药物组成】

人参、炙黄芪、当归、龙眼肉、白术(麸炒)、茯苓、远志(去心)、酸枣仁(炒)、木香、甘草(蜜炙)。

【功用主治】

益气补血,健脾养心。用于心脾两虚,气血不足所致的心悸、怔忡、失眠健忘、食少体倦、面色萎黄,以及脾不统血所致的便血、崩漏。

【临床应用】

1. 心悸因思虑过度,劳伤心脾,心血不足所致。

2. 不寐因思虑劳倦,耗伤气血,心脾两虚,心神失养所致。

3. 健忘因久病体弱,或思虑过度,劳伤心脾,气血不足,脑失所养所致。

4. 血证因脾虚固摄无力所致。

【注意事项】

忌食生冷,忌烟酒及浓茶。热证及痰湿内盛者慎用。

七、安神类中成药

凡以安神药为主组成,具有安神定志等作用,用于治疗心神不安病证的中成药,称为安神类中成药。本类中成药主要治疗心悸怔忡、失眠多梦等症。

柏子养心丸

【药物组成】

柏子仁、党参、炙黄芪、川芎、当归、茯苓、远志(制)、酸枣仁、肉桂、五味子(蒸)、半夏曲、炙甘草、朱砂。

【功用主治】

补气,养血,安神。用于心气虚寒所致的心悸易惊、失眠多梦、健忘。

【临床应用】

1. 不寐因心气耗伤或阴血不足,心神失养所致。

2. 心悸因心气虚寒,心神失养所致。

【注意事项】

肝阳上亢者禁用。不宜饮用浓茶、咖啡等刺激性饮品。宜饭后服用。不可过量、久服,不可与碘化物、溴化物同用。

养血安神丸（片、颗粒、糖浆）

【药物组成】

首乌藤、鸡血藤、熟地黄、地黄、合欢皮、墨旱莲、仙鹤草。

【功用主治】

滋阴养血，宁心安神。用于阴虚血少所致的心悸、头晕、失眠多梦、手足心热。

【临床应用】

1. 心悸因心血不足，心神失养所致。

2. 失眠因心神不交所致。症见心烦不寐，入睡困难，心悸健忘，失眠多梦，腰膝酸软，舌红少苔，脉细数。

【注意事项】

脾胃虚弱者宜在饭后服用，以减轻药物对肠胃的刺激。

八、祛痰止咳类中成药

凡以化痰或止咳平喘药为主组成，具有祛痰，减轻或制止咳嗽、气喘的作用，用于治疗咳喘病证的中成药，称为止咳化痰平喘类中成药。

祛痰止咳颗粒

【药物组成】

党参、芫花（醋制）、甘遂（醋制）、水半夏、紫花杜鹃、明矾。

【功用主治】

健脾燥湿，祛痰止咳。用于脾胃虚弱，水饮内停所致的咳嗽痰多、喘息；慢性支气管炎、慢性阻塞性肺疾病、肺源性心脏病见上述证候者。

【临床应用】

1. 咳嗽因脾胃虚弱，聚湿生痰，痰饮阻肺所致。

2. 喘证因脾胃虚弱，痰浊内生，上犯阻肺所致。

【注意事项】

孕妇禁用。外感咳嗽、阴虚久咳及肾虚作喘者慎用。不宜久用。

强力枇杷膏（露、胶囊、颗粒）

【药物组成】

枇杷叶、罂粟壳、百部、白前、桑白皮、桔梗、薄荷脑。

【功用主治】

养阴敛肺，镇咳祛痰。用于久咳劳嗽，支气管炎等。

【临床应用】

咳嗽，因燥热伤肺，肺阴不足所致。

【注意事项】

外感咳嗽及痰浊壅盛者慎用。本品含罂粟壳，不宜久服。

九、祛湿类中成药

凡以祛湿药物为主，配伍清热、通淋、止泻、利尿和化浊药物，用于治疗以水湿、痰湿、湿浊为患所致疾病的一类中成药，称为祛湿类中成药。

风湿骨痛丸（片、胶囊、颗粒）

【药物组成】

制川乌、制草乌、麻黄、红花、木瓜、乌梅、甘草。

【功用主治】

温经散寒，通络止痛。用于寒湿闭阻经络所致的痹病。症见腰脊疼痛，四肢关节冷痛；风湿性关节炎见上述证候者。

【临床应用】

痹病因寒湿阻络所致。症见肢体关节疼痛，喜温畏寒；或关节肿胀，局部僵硬，肢体麻木，活动不利；或颈肩腰背疼痛，遇寒痛增，苔白腻，脉弦紧。类风湿关节炎、强直性脊柱炎、颈椎病、骨关节病、腰椎骨质增生见上述证候者。

【注意事项】

孕妇禁用。阴虚火旺或湿热痹病者慎用。不可过量服用。

五苓散（胶囊、片）

【药物组成】

茯苓、泽泻、猪苓、肉桂、白术（炒）。

【功用主治】

温阳化气，利湿行水。用于阳不化气，水湿内停所致的水肿。症见小便不利，水肿腹胀，呕逆泄泻，渴不思饮。

【临床应用】

1. 水肿因阳气不足，膀胱气化无力，水湿内停所致。

2. 蓄水证因外感表证未尽，病邪随经入里，影响膀胱气化功能所致。如尿潴留。

3. 痰饮因水湿内蓄于下，夹气上攻所致。

4. 泄泻因脾胃湿困，清气不升，浊气不降所致。如慢性肠炎。

【注意事项】

湿热下注、气滞水停、风水泛溢所致的水肿者慎用。

十、祛风止痉类中成药

治风类中成药是指以辛散祛风或息风止痉药为主组成，具有疏散外风或平息内风的作用，用于治疗风邪所致疾病的一类中成药。

正天丸（胶囊）

【药物组成】

川芎、当归、桃仁、红花、鸡血藤、附片、麻黄、白芷、防风、独活、羌活、细辛、钩藤、地黄、白芍。

【功用主治】

疏风活血，通络止痛。用于外感风邪、瘀血阻络导致的头痛。

【临床应用】

头痛因外感风邪，瘀血阻络所致。症见头面疼痛，经久不愈，痛处固定不移，或局部跳痛，舌质紫暗或有瘀斑；神经性头痛者见上述证候者。

【注意事项】

宜饭后服用。婴幼儿、孕妇、哺乳期妇女、肝肾功能不全者、对本品过敏者禁用。高血压病、心脏病患者及过敏体质者慎用。服药期间忌烟酒及辛辣、油腻食物。

华佗再造丸

【药物组成】

川芎、吴茱萸、冰片等。

【功用主治】

活血化瘀,化痰通络,行气止痛。用于痰瘀阻络之中风恢复期和后遗症。症见半身不遂、拘挛麻木、口眼歪斜、言语不清。

【临床应用】

中风因瘀血或痰湿闭阻经络所致。症见半身不遂,口眼歪斜,手足麻木,疼痛拘挛,肢体沉重疼痛或活动不利,舌质紫暗,舌下脉络迂曲;中风恢复期见上述证候者。

【注意事项】

孕妇、脑出血急性期禁用。中风痰热壅盛证者不宜用。平素大便干燥者慎用。服药期间,忌辛辣、生冷、油腻食物。

【不良反应】

少数患者可出现口干、舌燥、恶心、食欲减退、胃脘不适及皮肤瘙痒等症状。

十一、开窍类中成药

凡以芳香开窍药为主组成,具有启闭醒神的作用,用于治疗窍闭神昏证的中成药,称为开窍类中成药。本类中成药多为辛香走窜之品,易伤元气,临床多用于急救,故只宜暂用,不可久服,应中病即止。

安宫牛黄丸(散)

【药物组成】

牛黄、水牛角浓缩粉、麝香或人工麝香、珍珠、朱砂、雄黄、黄连、黄芩、栀子、郁金、冰片。

【功用主治】

清热解毒,镇惊开窍。用于热病,邪入心包。症见高热惊厥、神昏谵语;中风昏迷及脑炎、脑膜炎、中毒性脑病、脑出血、败血症见上述证候者。

【临床应用】

1. 昏迷症见高热烦躁,神昏谵语,喉间痰鸣,惊厥抽搐,斑疹吐衄,舌绛苔焦,脉细数;流行性脑脊髓膜炎、乙型脑炎、中毒性脑病、败血症见上述证候者。

2. 中风症见突然昏迷,不省人事,两拳紧握,牙关紧闭,面赤气粗,口舌歪斜,喉间痰声辘辘,舌质红,苔黄腻,脉弦滑而数;脑梗死、脑出血见上述证候者。

3. 惊风症见高热烦躁,头痛咳嗽,喉间痰鸣,神昏谵妄,惊厥抽搐,舌红绛,苔焦黄,脉弦数者;流行性脑脊髓膜炎、乙型脑炎见上述证候者。

【注意事项】

对本品过敏者、孕妇禁用。肝肾功能不全者慎用。不宜与硝酸盐、硫酸盐类同用。不宜过量久服。服药期间饮食宜清淡,忌食辛辣、油腻食物。

万氏牛黄清心丸(片)

【药物组成】

牛黄、朱砂、黄连、栀子、郁金、黄芩。

【功用主治】

清热解毒,镇惊安神。用于热入心包,热盛动风证。症见高热烦躁、神昏谵语及小儿高热惊厥。

【临床应用】

1. 发热症见高热头痛,烦躁不安,舌红苔黄,脉数;流行性乙型脑炎、麻疹病毒性脑炎、麻疹后并发支气管性肺炎、百日咳并发脑膜炎见上述证候者。

2. 小儿高热惊厥症见高热头痛,神昏谵语,四肢抽动,烦躁不安,舌红苔黄,脉数;小儿高热惊厥见上述证候者。

【注意事项】

孕妇禁用。虚风内动、脱证神昏者不宜使用。本品含牛黄、朱砂,不宜久服。

十二、固涩类中成药

凡以固涩药为主组成,具有收敛固涩的作用,用于治疗气、血、津、精耗散滑脱病证的中成药,称为固涩类中成药。

金锁固精丸

【药物组成】

沙苑子(炒)、芡实(蒸)、莲须、龙骨(煅)、牡蛎(煅)、莲子。

【功用主治】

固肾涩精。用于肾虚不固所致的遗精滑泄、神疲乏力、四肢酸软、腰痛耳鸣。

【临床应用】

1. 遗精因肾虚精关不固所致。症见梦遗滑泄,腰痛耳鸣,神疲乏力,四肢酸软,舌淡,苔白滑,脉沉细;神经官能症、前列腺肥大、前列腺炎等见上述证候者。

2. 早泄因肾虚或禀赋不足所致。症见早泄,畏寒肢冷,腰膝酸软,舌淡,脉微;前列腺炎、精囊炎及前列腺增生等见上述证候者。

【注意事项】

湿热下注或阴虚火旺所致遗精者不宜使用。感冒发热勿服。

缩泉丸(胶囊)

【药物组成】

山药、益智仁(盐炒)、乌药。

【功用主治】

温肾缩尿。用于肾虚所致的小便频数,夜间遗尿。

【临床应用】

1. 多尿症见小便频数清长,夜间尤甚,腰膝酸软,舌质淡,脉沉细弱;神经性尿频见上述证候者。
2. 遗尿症见小儿夜间遗尿,伴神疲倦怠,舌淡苔薄,脉沉细;功能性遗尿见上述证候者。

【注意事项】

宜饭前服用。

十三、消导类中成药

凡以消导药为主组成,具有消食化积等作用,用于治疗食积停滞的中成药,称为消导类中成药。

保和丸(颗粒)

【药物组成】

焦山楂、六神曲(炒)、炒莱菔子、炒麦芽、半夏(制)、陈皮、茯苓、连翘。

【功用主治】

消食,导滞,和胃。用于食积停滞所致的脘腹胀满、嗳腐吞酸、不欲饮食。

【临床应用】

食积症见腹痛腹胀,恶心呕吐,嗳腐吞酸,不欲饮食,大便不调,舌苔厚腻,脉滑;慢性胃炎、功能性消化不良见上述证候者。

【注意事项】

对本品过敏者、孕妇禁用。哺乳期妇女慎用。身体虚弱或老年人不宜长期服用。服药期间饮食宜清淡,忌生冷、油腻食物。

六味安消散(胶囊)

【药物组成】

藏木香、大黄、山奈、北寒水石(煅)、诃子、碱花。

【功用主治】

和胃健脾,消积导滞,活血止痛。用于脾胃不和,积滞内停所致的胃痛胀满、消化不良、便秘、痛经。

【临床应用】

1. 胃痛症见胃痛不适,胃胀,嗳腐吞酸,或吐不消化食物,吐后痛减,口渴口臭,心烦,大便臭秽或便秘,舌苔厚腻,脉滑实;急性胃炎、慢性胃炎见上述证候者。

2. 便秘症见大便干结难解,腹胀腹痛,嗳腐吞酸,口渴口臭,大便臭秽或便秘,舌苔厚腻,脉滑实;功能性便秘、消化不良见上述证候者。

3. 痛经症见经前或经期小腹胀痛拒按,月经量少或经行不畅,经色紫暗或有血块,胸胁乳房胀痛,舌质紫暗或有瘀点,脉弦涩。

【注意事项】

对本品过敏者禁用,小儿及孕妇禁用,妇女月经期慎用。

【不良反应】

对本品敏感或体质虚弱的患者,服用本品后可能出现大便次数增多或轻微腹泻,一般无需特殊处理,减量服用或停药即可。未发现对儿童、老人的不良反应。

十四、泻下类中成药

以泻下药为主配伍组成,主要是治疗里实证,具有通便、泻热、攻积、逐水等作用的一类中成药。

三 黄 片

【药物组成】

大黄、盐酸小檗碱、黄芩浸膏。

【功用主治】

清热解毒,泻火通便。用于三焦热盛所致的目赤肿痛、口鼻生疮、咽喉肿痛、牙龈肿痛、心烦口渴、尿黄、便秘;亦用于急性胃肠炎、痢疾。

【临床应用】

1. 泄泻症见腹痛腹泻,脘腹胀满,腹痛拒按,泻后痛减,小便不利,舌红苔黄,脉数;急性胃肠炎、肠易激综合征见上述证候者。

2. 便秘症见大便秘结难下,面红身热,口干口臭;习惯性便秘见上述证候者。

3. 口疮症见口舌生疮,疮面红肿灼痛,口渴口臭,咽痛或干,大便燥结,小便短赤,舌红苔黄燥或腻,脉洪数;口腔溃疡见上述证候者。

4. 牙宣症见牙龈红肿疼痛,出血溢脓,烦渴喜冷饮,多食易饥,胃脘嘈杂,口干口臭,大便秘结,尿黄,舌红苔黄厚,脉滑数;牙龈炎、牙周炎见上述证候者。

5. 带下症见带下色黄质黏,味臭秽,口燥咽干,小便黄赤,舌红苔黄,脉弦数;慢性盆腔炎、阴道炎、宫颈糜烂见上述证候者。

【注意事项】

孕妇慎用。

通便灵胶囊

【药物组成】

番泻叶、当归、肉苁蓉。

【功用主治】

泄热导滞,润肠通便。用于热结便秘、长期卧床性便秘、一时性腹胀便秘、老年习惯性便秘。

【临床应用】

便秘因实热积滞于胃肠,或年老气虚津亏所致大便秘结难下诸症。

【注意事项】

孕妇及哺乳期、月经期妇女禁用。

十五、外用中成药

以外用中药为主组成,通过体表皮肤、黏膜、直肠而起清热解毒、消肿止痛、去腐生新等作用的一类中成药。

马应龙麝香痔疮膏

【药物组成】

人工麝香、人工牛黄、珍珠、煅炉甘石、硼砂、冰片、琥珀。

【功用主治】

清热燥湿,活血消肿,去腐生肌。用于湿热瘀阻所致的各类痔疮、肛裂。症见大便出血,或疼痛,有下坠感,亦用于肛周湿疹。

【临床应用】

1. 内痔症见大便时出血,有痔核脱出;Ⅰ、Ⅱ、Ⅲ期内痔见上述证候者。

2. 肛裂症见大便带血,肛门疼痛。

3. 肛周湿疹因湿热瘀阻所致。症见肛门周围湿痒。

【注意事项】

孕妇慎用或遵医嘱。不可内服。忌辛辣、油腻食物。

如意金黄散

【药物组成】

姜黄、大黄、黄柏、苍术、厚朴、陈皮、甘草、生天南星、白芷、天花粉。

【功用主治】

清热解毒,消肿止痛。用于热毒瘀滞肌肤所致的疮疡、丹毒、流注,症见肌肤红、肿、热、痛,亦可用于跌打损伤。

【临床应用】

1. 疮疡症见疮形高肿,皮色嫩红,灼热疼痛;急性蜂窝织炎、急性化脓性淋巴结炎、肛周脓肿见上述证候者。

2. 丹毒症见突发全身发热,患部色红如染丹,边缘微隆起,边界清楚,疼痛,手压之红色减退,抬手复苏,舌红苔黄,脉滑数;淋巴管炎见上述证候者。

3. 流注症见疮形高突,皮温微热,疼痛,可见一处或多处发生;体表多发性脓肿见上述证候者。

【注意事项】

外用药,不可内服。对本品过敏及孕妇慎用。

第四节 用 药 护 理

> 📖 **导入情景**
>
> 张某,男,12 岁,学生。因饮食不节,暴饮暴食,出现脘腹胀满疼痛,呕吐不消化食物,甚则食入即吐,大便秘结。舌苔厚腻,脉滑。
>
> 工作任务
>
> 1. 该患者在中医用药"八法"中该用哪一法?
>
> 2. 如何对该患者进行用药护理?

药物治疗是中医治疗疾病最常用的手段,而汤剂是中药最常使用的一种剂型,因为它吸收快,易发挥疗效,便于加减应用,且能灵活地适应各种病证。护理人员除了要具备中药的基本知识外,更要正确地掌握中药汤剂的煎煮、用药方法、中医用药"八法"及护理和中草药中毒及不良反应的护理等。

一、中药汤剂煎煮法

(一)煎药器具

煎药以砂锅或砂罐为佳,因其化学性质稳定,不易与药物成分发生化学反应,且导热均匀,保暖性能好。其次为白色搪瓷或不锈钢器皿。忌用铁、铜等金属用具。

(二)煎药用水

煎药用水必须无异味,洁净澄清,含矿物质及杂质少。人们生活用水皆可用来煎煮中药。煎药用水量应根据药量、药物质地和煎煮时间来确定,一般第一煎加水没过药面 3~5cm,一煎结束后,滤出药汁,再次加水至没过药面 2~3cm 为宜。也可以每克加水 10ml 计算,第一煎加全部水量的 70%,

第二煎加全部水量的30%,水应一次加足,不宜中途加水,更不能把药煎干后加水重煎。

(三) 煎药浸泡

中药煎煮前,不需要清洗,而是应该先用冷水或温水浸泡30~60分钟。浸泡既有利于有效成分的充分溶出,又可缩短煎煮时间。

(四) 煎煮火候及时间

一般药物宜先武火煮沸后再用文火,以免药汁溢出锅面或

过快熬干,药物煮沸后,第一煎文火煎30分钟,第二煎文火煎

👆 **考点提示**:中药汤剂煎煮选择容器的原则

20分钟;解表药及其他芳香性药物,煮沸后文火维持10~15分钟即可;有效成分不易煎出的矿物质、贝壳类及补益类药,宜文火久煎1小时左右,使有效成分充分溶出。

(五) 取药汁

一般一剂药可煎两次,个别质地厚重、性味滋腻的补益药可煎三次或多次;每剂药煎好后,应用纱布将药液过滤或绞渣取汁,总取汁量为250ml左右,儿童减半。

微课堂:中药
煎煮法(微课)

(六) 特殊药物的煎法

由于药材质地等原因,某些药物的煎煮方法比较特殊。需要特殊煎煮的药物一般在处方上会有

注明。

👆 **考点提示**:特殊药物的煎法

1. 先煎　此类药物宜先煎30分钟,再纳入其他药同煎。如磁石、牡蛎等矿物质和贝壳类药物,有效成分不易煎出,需先煎;川乌、附子等药,其毒性较强,久煎可降低其毒性,需先煎。

2. 后下　如薄荷、砂仁等中药的有效成分易于挥发,应在其他药物煎煮将成时再放入,煎沸2~5分钟即可。

3. 包煎　如蒲黄、海金沙等因药材质地较轻,煎煮时易漂浮在药液面上,不便于煎煮及服用;车前子、葶苈子等药材含淀粉和黏液质较多,煎煮时容易粘锅、糊化;辛夷、旋覆花等药材有毛,对咽喉有刺激性等。这几类药入药时宜用纱布包裹入煎。

4. 单煎　贵重的药材,如人参、冬虫夏草等,可单独煎煮取汁,再兑入煎好的药液中同服或单独服用,以免在与其他药物的共煎过程中被其他药物吸收其有效成分,造成浪费。

5. 烊化　胶质、黏性大且容易溶解的药物,如阿胶等胶类药,容易黏附于其他药渣及锅底,既浪费药材,又容易熬焦,应该单独放入容器内隔水炖化,或以少量水煮化,趁热与其他煎好的药液混匀,顿服或分服。

6. 冲服　贵重药材、不宜煎煮的药物、液态药物或粉状药物,如芒硝等入水即化的药及竹沥等汁液性药物,宜用煎好的其他药液或开水冲服。

7. 泡服　用量少,且药物中的有效成分容易浸出的中药,如番泻叶、胖大海等,不须煎煮,直接用开水浸泡后服用。

8. 兑服　一些液体药物在服用时可以与其他药物的煎汁兑入服用。如竹沥、姜汁、鲜藕汁等药。

微课堂:特殊
中药的煎煮方
法(微课)

二、中药给药规则

中药的使用方法对于疗效亦有一定的影响。中药的给药规则包括给药途径、给药时间、服药方法及服药温度等。

(一) 给药途径

传统的中药给药途径主要是内服和外用两种,如口服的有汤剂、散剂、膏剂、丸剂等;外用的有膏

剂、熏剂、栓剂、药条、锭剂等。另外,近年来又增加了注射剂、胶囊剂、气雾剂、膜剂等新剂型。

(二) 给药时间

一般药,宜在进食前后 1 小时服用;急性病可及时多次给药;滋补药和开胃药宜饭前服;消食导滞药和对肠胃有刺激的药,宜饭后服;安神药和润肠通便药,宜睡前服;祛虫、攻下和逐水药,宜清晨空腹服;调经药,宜在行经前数日开始服用或月经停后服用;解表发汗药可随时服用。特殊药物的服用时间应遵医嘱。

(三) 给药方法

一般病证每日服中药一剂,每剂分二服或三服;急症、高热和危重患者可酌情每日服药 2~3 剂,或遵医嘱;应用发汗药和泻下药时应中病即止,以免汗、下太过,损伤正气;呕吐患者宜少量频服或先服少量姜汁后再服;病在口腔或咽喉者宜缓慢频服或随时含服;神昏患者可给鼻饲;丸、片、散、膏等中药按说明定时服用,一般每日 2~3 次。

(四) 服药温度

分为温服、热服、凉服。一般中药多采用温服,以免过冷、过热对胃肠道产生刺激,也可以减轻某些药物的不良反应;寒证用热药宜热服;热证用寒药宜凉服;凉血止血药宜冷服;发汗解表药及透疹药宜热服。

三、中医用药"八法"及护理

考点提示:中医用药常用"八法"

中医治法包括治疗大法和具体治法。治疗大法在临床用药中具有普遍性和指导性,属于共性,如中医用药"八法";具体治法在临床用药中具有具体性和针对性,属于个性,如辛温解表法、滋补肝肾法。中医用药"八法"通常是指汗、吐、下、和、温、清、消、补等八种常用的药物治疗方法。这八种方法临床上可以单独使用,也可以配合使用。

(一) 汗法及护理

1. 汗法 亦称解表法,是一种疏散表邪,促使肌体微微出汗,将肌表的外感六淫之邪随汗而解的治法。

2. 护理要点

(1)应用汗法时,应避风寒,或增加衣被,以遍身微微汗出为最佳,不易过汗。

(2)解表剂多用辛散轻扬之品,不宜久煎,以免药性耗散,作用减弱。药宜武火快煎,服药时温度适宜;药后可加饮热稀粥、热水、热饮料等,以助药力。

(3)服药期间饮食宜清淡,忌油腻和生冷食物。

(4)药后加强病情观察,重点观察有汗无汗、出汗时间、出汗部位和汗量等。

(5)服发汗解表药时,应禁用或慎用解热镇痛药,如阿司匹林等,防止汗出太过。

(二) 吐法及护理

1. 吐法 亦称催吐法,是通过涌吐,使停留在咽喉、胸膈、胃脘等部位的痰涎、宿食或毒物从口中吐出的一种治法。

2. 护理要点

(1)涌吐药作用迅速凶猛,宜伤胃气,应中病即止。对年老体弱、婴幼儿、心脏病、高血压及孕妇应慎用或忌用。

(2)服药期间应暂禁食,待胃肠功能恢复后再给少量流质饮食或易消化食物,以养胃气。

(3)服药应小量渐增,采取二次分服法,以防涌吐太过。一服便吐者,需通知医生,决定是否继续二服。

(4)服药后不吐者,可用压舌板刺激上腭咽喉部,助其呕吐。

(5)吐后给温开水漱口,及时清除呕吐物。

(6)吐而不止者,可服少许姜汁或服用冷粥、冷开水解之。若仍不止者,可根据给药的种类分别处理。

(7)严重呕吐者应注意观察体温、脉搏、呼吸、血压及呕吐物的量、气味、性状并记录。

(三) 下法及护理

1. 下法 亦称泻下法。是通过运用泻下药通导大便,排出胃肠积滞,荡涤实热,或攻逐水饮、寒积,以治里实证的一种治疗方法。

2. 护理要点

(1)泻下剂以攻伐为主,过则易伤正气,用时应中病即止,对年老体虚、孕妇及产后津亏导致的便秘更应慎用。

(2)服药期间忌食油腻及不易消化的食物,以免重伤胃气。

(3)药后注意观察排泄物的性状、量、色及次数,若泻下太过而致虚脱,应立即报告医生,及时配合救治。

(4)寒下药适用于里实热证,表里无实热及孕妇忌用。

(5)温下药适用于因寒成结之里实证。

(6)润下药适用于肠燥津亏、大便秘结之证,药宜早、晚空腹服用。在服药期间应配合食疗以润肠通便,应养成定时排便习惯。

(7)逐水药适用于水饮壅盛于里之实证,此类药有毒而峻猛,易伤正气,所以体虚者及孕妇忌用,有恶寒表证者不可服用。

(四) 和法及护理

1. 和法 亦称和解法。是采用和调的方法,以和解少阳寒热,协调脏腑功能的一种治法。

2. 护理要点

(1)服药期间饮食宜清淡易消化,忌生冷、油腻及辛辣之品。

(2)服和解少阳药后要仔细观察患者的体温、脉象、出汗情况。

(3)服调和肝脾药应配合情志护理,使患者保持心情舒畅,以利于提高治疗效果。

(4)服调和胃肠药时应注意观察腹胀及呕吐情况,并注意观察排便的性状和量。

(5)小柴胡汤以柴胡为主药,服药时忌同时服用碳酸钙、维丁胶性钙、硫酸镁、硫酸亚铁等西药,以免相互作用产生毒副反应。

(五) 温法及护理

1. 温法 亦称祛寒法、温阳法。是采用温里祛寒药以温里祛寒、回阳救逆、温通经脉,治疗里寒证的一种治法。

2. 护理要点

(1)使用温里剂,须辨证准确,因人、因地、因时制宜,且中病即止,以免助火。

(2)生活起居、饮食、服药等护理均以"温"法护之,忌生冷寒凉。

(3)服温中祛寒药,如理中丸时,应在服药后饮热粥少许,有微汗时避免揭衣被。

(4)服温经散寒药时,服药后应注意保暖。

(5)服回阳救逆药时,昏迷患者可用鼻饲法给药;服药期间应严密观察患者的神志、面色、体温、血压、脉象及四肢回温的变化情况。

(六) 清法与护理

1. 清法 亦称清热法,是通过清热、泻火、解毒、凉血等作用的药物,使邪热外泄,以清除里热的一种方法。

2. 护理要点

(1)保持病室空气新鲜,室温、衣被、饮食、服药等均宜偏凉。

(2)饮食上应给以清淡、易消化的流质或半流质,多食蔬菜、水果类等富含维生素的食物,鼓励患者多饮水、西瓜汁、梨汁等生津止渴之品。

(3)汤剂宜取汁凉服或微温服。

(4)服药后需观察病情变化。

(5)苦寒滋阴药久服易伤胃或内伤中阳,必要时添加温胃、和胃药;年老体弱、脾胃虚寒者慎用,或减量服用;孕妇忌用。

(七) 消法及护理

1. 消法 亦称消导法。是运用具有消散或破消作用的药物,通过消食导滞和消坚散结作用,使气、血、痰、食、水、虫等积聚而成的有形之邪逐渐消散的一种治法。

2. 护理要点

(1)消导之剂要根据其方药的气味清淡、重厚之别,采用不同的煎药法。如药味清淡,临床取其气者,煎药时间宜短;如药味重厚,取其质者,煎药时间宜延长。

(2)服药时饮食宜清淡易消化,勿过饱,婴幼儿应注意减少乳食量,必要时可暂时停止喂乳。

(3)汤剂宜在饭后服用,与西药同服时,应注意配伍禁忌,如山楂丸味酸,忌与复方氢氧化铝、碳酸氢钠等碱性药物同服,以免酸碱中和,降低药效。

(4)应用消食导滞剂时,应观察患者大便的性状、次数、气味、腹胀、腹痛及呕吐等情况。

(5)不可久服,中病即止;年老、体弱者慎用;脾胃虚弱,或无食积者及孕妇禁用。

(八) 补法及护理

1. 补法 亦称补益法。是运用具有补养作用的药物以滋养、补益人体气、血、阴、阳之不足,以治疗各种虚证的方法。一般有补气、补血、补阴、补阳等。

2. 护理要点

(1)由于阳虚多寒、阴虚多热,故病室的温度、湿度可根据患者的临床症状进行调节;合理安排生活起居,保证充足睡眠,适当锻炼身体,提高抗病能力。

(2)饮食上应对证进补。

(3)虚证患者大多处在大病初愈或久病不愈等状况,护理人员应做好患者的心理疏导工作,给予精神上的安慰和鼓励。

(4)若遇外感,应停服补药,以防"闭门留寇"。

四、中草药中毒及不良反应的护理

(一) 常见有毒中草药

1. 生物碱类 雷公藤、藜芦、乌头、天南星等。

2. 苷类 万年青、夹竹桃、半夏、商陆、芫花等。

3. 毒蛋白类 苍耳子、巴豆、大麻仁等。

4. 毒蕈类 藤黄、狼毒、细辛等。

5. 动物类 斑蝥、蜈蚣等。

6. 矿物类 朱砂、雄黄、硫黄等。

(二) 中草药中毒的解救方法与护理

1. 立即终止接触及服用有毒药物。

2. 迅速清除毒物,其方法有三。

(1)催吐:适用于口服有毒药物 2~3 小时以内,且清醒、能合作的患者。

(2)洗胃:应尽早进行,是清除胃中残留毒物最有效的方法。适用于催吐无效,服毒物 4~6 小时以内的患者。

(3)导泻:毒物在肠道内未完全吸收前,可口服泻下药,使毒物从大便排出。

3. 促进已吸收的毒物排出 如果有毒药物部分已被肠黏膜吸收进入血液和组织时,必须进行解毒和加速已吸收毒物排出的处理。可根据中毒药物性状、成分、作用的组织器官而选择不同的解毒方法和解毒剂,如应用利尿剂、解毒剂、血液透析、腹膜透析、中药解毒剂等。最常用的中药解毒剂有绿豆、甘草、生姜、蜂蜜等。如果确知中毒药物名称时,可根据中药的"相杀""相畏"配伍原则,使用中药解毒,如防风杀砒霜、绿豆杀巴豆、半夏畏生姜等。

4. 严密观察并详细记录病情变化。

5. 加强卫生宣教,预防中草药中毒。

扫一扫,
看总结

扫一扫,
测一测

思考与练习

1. 中药的性能有哪些?

2. 中药配伍关系及含义是什么?

3. 中医常用剂型有哪些?

4. 简述常用中成药的分类及特点。

5. 中医用药常用"八法"是什么?具体护理要点是什么?

(计仁军 吴 娟)

第十二章　中医护理基本知识

> ## 学习目标
>
> 1. 掌握病情观察的方法、饮食护理的基本原则。
> 2. 熟悉病情观察的内容、情志护理及常用饮食调护的方法。
> 3. 了解生活起居护理、情志护理的目的。
> 4. 学会运用中医四诊观察患者病情变化。
> 5. 具有尊重患者隐私,时刻注意观察患者情绪变化的职业素养及良好的语言沟通能力。

第一节　病情观察

> ## 导入情景
>
> 李先生,50 岁。头晕、乏力 3 个月,因发热、咽痛、咳嗽 3 天入院。
>
> 工作任务
>
> 1. 对该患者还要做哪些方面的病情观察?
> 2. 重点观察什么?如何观察?

病情观察是指对患者的病史和现状进行全面了解,运用四诊方法,对患者的神、色、形、态等情况进行细致观察,对病情做出综合判断的过程。

一、病情观察的目的

1. 为疾病的诊断和护理提供依据　疾病对机体的损害达到一定程度后,机体便会产生一定的反应,这些反应以一定形式表现于外,便产生了症状、体征。由于病性、病位和病因的不同,表现出的证候亦不一样。护理人员可以通过对这些表现及其发展过程的观察、综合分析,最后判断为何病何证,为辨证施护提供依据。

2. 判断疾病的发展趋向和转归　病情的轻重与患者的临床表现有一定关系,借助病情观察,可预测疾病的发展趋向和转归。

（1）原有症状减轻说明病情好转，反之为加重。

（2）在原有症状基础上又出现新的症状，常说明病情加重。如神昏患者出现高热、抽搐、呕血、便血等。

（3）病情变化幅度大，如体温骤降、血压忽高忽低、呼吸时快时慢，常为正气虚衰、病情恶化之兆。

（4）舌象及脉象变化显著，常表示病情出现转归。如正常淡红舌转为红舌，表示有热，病邪由表入里，由红舌转为红绛舌，说明邪入营血，病情危重；脉象由浮数转洪数，表示病邪由卫分入气分。反之为病情好转。

（5）患者的精神状态、食欲，常是病情变化的重要标志。精力充沛，常是正气未衰，有抗邪能力；精神萎靡，则表明正气已衰，病情较重。食欲是表示"胃气"的强弱、有无的重要指征。食欲佳，说明"胃气"和顺，病情不重；食欲不佳，表示"胃气"已伤，病虽轻但痊愈也较慢；重病后渐知饥能食，多表示"胃气"来复，病将向愈。

3. 了解治疗效果和用药反应　用药后出现的各种反应，有些是正常的，如服解表药后的周身汗出，表示为表解之象；服攻下剂后的腹泻，表示已达釜底抽薪之良效。但如果超过一定限度，便会损害人体的正气，成为不良反应。如大汗淋漓会使患者气随汗脱；泻下不止会伤津耗气等。尤其是药物的毒性反应，更应仔细观察。

4. 及时发现危重症或并发症，防止病情恶化　疾病治疗中常会出现突变或并发症，应严密观察，随时捕捉其先兆。例如，高热患者突然出现体温骤降、面色苍白、大汗淋漓、脉微欲绝的亡阳证候；胃脘痛患者出现呕血、便血等症。如观察细致，发现及时，抢救护理得当，就会使患者转危为安。否则，会产生严重后果。

二、病情观察的要求

1. 既有重点，又要全面　临床上，不同的病证有着不同的病情观察重点，如：体温变化是外感温热病的重点观察内容，而对高血压患者来说，一般并不太重要。所谓全面，是指对重点观察的各个方面及其疾病全过程的了解。如对腹泻患者，要观察腹泻出现的时间，大便的次数、性状、颜色、量及其伴随症状等。在治疗护理过程中，还应观察临床效果和用药反应，病情是好转还是恶化等。

2. 细致而准确　对观察项目要细致准确，能量化的一定要标示具体计量，如体温、尿量等。对不能量化的，也要尽可能表达准确，如对疼痛患者以谈笑如常、静卧不动、转侧不安、呻吟呼号等表达疼痛的轻重程度等。

3. 排除干扰，获取正确结果　临床上病情观察常可受多种因素干扰影响：

（1）患者的禀性不同，可影响观察结果：有人性格内向，不善表达；有人善于言辞，把病情叙述得有条有理；神经质患者，诉述症状多而又互相矛盾。因此，护理人员应针对患者的不同禀性，因人而异地获取正确的结果。

（2）不同的患者对疼痛耐受程度不同，或者某些患者的特殊思想情况造成病情诉说中的差异等，也都会影响到病情观察的正确性。护理人员需要经过去伪存真、详加分析、反复印证，以获得正确的观察结果。

4. 认真记录　病情观察后要有记录，并将观察中发现到的异常情况和危证及时通知相关人员。

三、病情观察的方法

要围绕主要症状进行观察。疾病发展到一定时期，常会出现一个或一组主要的、令患者最痛苦的症状。而这些症状的好

考点提示：病情观察的重点

转与恶化,常反映出病情的转归。

主要症状的变化,常提示病证在质上的改变。所以,围绕主症的观察,应成为病情观察的重点。例如腹泻患者的主症为大便次数多而稀溏,观察重点应是大便的次数、性状,以及围绕腹泻而出现的腹痛、发热、里急后重等症状。这些症状一般可随大便次数减少而减轻。但如出现腹泻突然中止,而主症转为高热、四肢厥冷、出冷汗、面色发灰等症时,则是病证转为湿阻热遏、阴阳离绝的危症。

四、病情观察的内容

1. 一般状况　包括神、色、形、态、睡眠、饮食等。这些内容虽简单易观察,但却十分重要。例如:神色的改变,常是反映机体正气盛衰的指征之一,对疾病的治疗和预后有较人的意义。

> 考点提示:病情观察的主要内容

2. 舌象和脉象

(1)舌象:是病情观察的重要内容,在外感热病的辨证施护中尤为重要。它能迅速客观地反映正气的盛衰、病邪的深浅、邪气的性质及病情的进展,是判断病情转归和预后的重要依据(具体参见四诊望舌部分)。所以,护理人员在病情观察中,一定要认真仔细地观察和记录舌象的变化。

(2)脉象:脉象诊察的结果也是判断疾病的病位、病性和推断疾病预后的重要依据(具体参见四诊脉诊部分)。在脉象观察中,还要注意症、脉、证合参。一般情况下,症、脉、证是相符的,特殊情况下可出现不相符的现象。因此,在临床运用时,需通过四诊合参后再决定是"舍证从脉",还是"舍脉从证"。

第二节　生活起居护理

导入情景

王同学,女,19岁。在秋冬之交气温骤降时,由于未及时增衣,出现恶寒重,发热轻,头痛,鼻流清涕,苔薄白,脉浮紧。

工作任务

1. 护理该患者时应遵循什么原则?

2. 患者出现的寒热异常问题产生的原因是什么?护理措施应注意什么?

生活起居护理是指对患者的生活起居进行合理的安排和照顾,来保养和恢复机体正气,促进体内阴阳平衡,达到预防和治疗的目的。具体做法如下:

一、顺应四时

人与自然是相统一的,自然界的季节交替蕴涵着春生、夏长、秋收、冬藏的阴阳消长转化规律。健康的人体能顺应自然的变化而进行自我调节。若患者因正气虚弱,抗病能力下降,则易为六淫或疫疠所伤。因此,在气候出现反常或季节交替、疫疠流行时采取必要的预防措施,可以防止疾病的发生或加重。同时,还应注意衣被的合理增减、室内温度的调节,即所谓"因时施护""未病先防"。春夏是阳气生发、万物繁荣的季节,也是人体代谢旺盛、阳气最易外泄的时候。因此,护理上既要抒发气机,调畅气血,又要避免受寒贪凉,养护阳气,达到"春夏养阳"的目的。秋冬是万物成熟,收获贮藏的季节,也是人体的阳气内收、阴气渐长之时。因此,护理上防寒保暖,内敛阳气,固护阴精是"秋冬养阴"的原则。另外,根据六淫的致病特点,还要做到春防风、夏防暑、长夏防湿、秋防燥、冬防寒。只有做到人与自然界的阴阳消长转化保持同步,才能维持人体的阴阳平衡,达到人与自然的协调统一。

二、起居有常

"日出而作,日落而息"反映出古人的养生智慧,是对起居规律的高度概括。要对患者的作息时间、日常活动提出规范性要求。春夏两季,宜晚睡早起;秋季要早睡早起;冬季应早睡晚起。避免因睡眠不足而耗伤人体正气,或因睡眠过长而致气血郁滞。随着昼夜晨昏的变化,一般的疾病会出现"旦慧昼安,夕加夜甚"的现象,这与夜间阴盛阳衰,机体功能由兴奋转向抑制有关,所以加强夜间病情观察及护理是非常重要的。

三、劳逸适度

劳逸适度,是指要合理安排日常活动。具体要以体力活动、脑力活动及性生活适度为宜,不可太过和不及,否则会造成人体阴阳失衡而导致疾病。因此,坚持适当的体力活动,既符合人体生理活动规律,又有利于机体功能的恢复。适度的脑力活动,能健脑强神,保持思维敏捷。当过度的体力与脑力活动超出了自身的承受能力时,便会耗气伤血而影响健康,即"劳力者伤气,劳心者伤血"。同时还要节制房事,以防肾精耗损,引发或加重病情。必要的休息,可以消除疲劳,促进功能的恢复;过度的安逸,不利于气血的运行,也可以诱发疾病的发生。

形神共养,强调人既要注意形体的保养,又要重视精神的调养,以保持身体和精神的协调平衡。养形,就是对患者的五脏六腑、五官九窍、四肢百骸进行保养和护理,是通过适当的活动和休息,良好的医疗护理、保健和物质条件等来实现的。养神,主要是对患者的精神调摄。通过各种方式调节患者的精神情志活动,使其情绪稳定、心平气和,有利于邪退正复、机体康健。

五劳所伤
(拓展阅读)

四、环境适宜

环境主要包括自然环境、居住环境及病室环境。良好的环境,能有效地防止外邪的侵袭,减少疾病的发生,也有利于患者的治疗与康复。自然居住环境中,"一方水土养一方人",反映出不同的自然环境和居住条件对人体的影响。生活护理中要注意弥补自然缺陷,防止外邪侵害。如:东北、西北地区气候寒冷干燥,多有风寒侵袭,居住环境应注重保暖防寒;东南地区气候温热潮湿,多有温热、湿热之患,居住环境应注重清凉防暑。人类应尽量选择自然环境优美、阳光充沛、气温适宜的自然环境和宽敞明亮、整洁舒适、冷暖适宜的居住环境来生活,这才是宜居养生,避免外界不良因素影响的有效措施。

理想的病室环境如下:

1. 安全　一是护理人员友好;二是医院设施安全;三是避免院内感染。

> 👆 **考点提示**:理想的病室环境要求

2. 安静　世界卫生组织(WHO)规定,白天医院病区较理想的噪声强度在35~45dB。病室内的往来人员要做到"四轻":说话轻、走路轻、操作轻、关门轻。尽量避免其他噪声。

3. 通风　通风可调节病室温度和湿度,保持病室空气新鲜,增加患者舒适感。应根据四季气候及一日阴阳消长的变化规律、患者的体质和疾病的性质,适时开窗通风换气。

4. 光线　要柔和,根据患者的病情不同,适当调节病室的明亮度。

5. 温度　一般以18~22℃为宜,也可根据患者的疾病性质和年龄体质,适当进行调节。

6. 湿度 相对湿度以 50% ~60% 为宜,还可根据患者的不同病情,适当进行调节。

7. 整洁 病室的陈设应简约、实用,环境要清洁卫生、定期消毒,患者衣服、被套、床单要定期进行消毒处理,还要协助患者搞好个人卫生。

第三节 情志护理

📖 **导入情景**

周女士,39 岁,超市收银员。半年前与顾客因琐事发生口角后,胸胁胀满不适,咽中似有异物,月经半年未来,少腹、乳房胀痛,舌质暗红,有瘀斑,苔薄黄,脉弦。患者平时工作比较紧张,性格急躁。

工作任务

1. 护理该患者时应遵循的原则是什么?

2. 该患者在日常工作和生活中应如何进行自我调节?

人的情志活动对健康的维护和疾病的康复有着极为重要的影响。情志护理,是通过护理人员的语言、表情、姿势、态度、行为和气质等,改善和消除患者因七情过激产生的不良心理状态和行为,调畅患者的情志,帮助患者树立战胜疾病的信心,促进患者保持心情愉悦和心理健康的一种护理方法。

一、情志护理的目的

情志护理对患者的身心康复有着极其重要的意义。中医认为,七情活动与脏腑气血有着密切关系,适度的喜悦情志,可使气机条达、营卫调和、经脉通利。如果七情太过,失去制约(突然或长期持续性刺激超出人的耐受限度),即可成为致病因素,使气机紊乱,脏腑阴阳气血失调,从而导致疾病的发生。不同的情志变化可伤及不同的脏腑,但人体是一个统一的整体,七情伤及一脏则病气会累及他脏。情志的异常波动,可导致机体发病或使原有疾病复发、加重或急剧恶化。所以,"善医者先医其心,而后医其身,而后医其病"。不同的疾病,有不同的精神改变,而不同的情志,又可以直接影响不同的脏腑气机,从而产生不同的疾病。如何设法消除患者的悲观、紧张、恐惧、抑郁、忧虑、愤怒等不良情绪,帮助患者树立战胜疾病的信心,积极配合护理人员的治疗和护理,是情志护理的主要目的。

二、情志护理的原则

🔔 **考点提示**:情志护理的原则

1. 情绪平和 中医理论认为,喜、怒、忧、思、悲、恐、惊是人体对外界客观事物产生的不同反应,是脏腑功能活动的外在表现,是以气血津液为基础实现的。指导患者平时注意调节和控制情绪,使其平和,以保持机体阴阳平衡、气血调和、形神安康、五脏安和。

2. 豁达乐观 乐观愉悦的情绪既可使人体气血顺畅、五脏协调,又有利于疾病的康复。患者平时应注意陶冶情操、开阔心胸、自我调节,善于把负面情绪转移出去,或通过适当的方式加以排解,保持豁达乐观的生活态度,有利于身心的健康。

3. 因人施护 患者因职业、性格、社会家庭环境及受教育程度等不同,其理解能力、承受能力及意志力各异。护理人员要仔细观察患者的情绪变化,针对不同的情感需求有的放矢。通过鼓励、安慰、排疑等多种方式,帮助患者缓解不良情绪、减轻心理压力,从而达到预防疾病和促进康复的目的。

三、情志护理的方法

1. 关心体贴　患者常因病情变化产生不安、焦虑、寂寞、悲哀、苦闷、恐惧等不良情绪。护理人员要善于捕捉患者的情志变化,了解患者的痛苦,为患者提供亲切、舒适、全面、合理的护理服务,取得患者的信任,使患者产生安全感,从而保持良好的精神状态,增强战胜疾病的信心。

考点提示:情志护理的方法

2. 说理开导　运用正确、巧妙的语言,让患者了解病情的发展变化,解除对病情的各种疑惑,消除不良心理因素的影响。从而使患者自觉地调摄情志,树立战胜疾病的信心,积极配合治疗,及早康复。

3. 移情易性　运用一定的方法措施,将患者的注意力从疾病转移到其他方面,消除或摆脱不良情绪和错误认识,使其恢复正常的心态和习惯。有些患者的注意力过度集中在疾病上,担心病情恶化、预后不佳而陷入忧虑和烦恼中,甚至产生紧张、恐惧心理,从而影响治疗效果。护理人员在说理开导的基础上,建议患者通过培养自己的兴趣爱好,如:书画、音乐、诗歌、运动等,移情易性,转移注意力,避免紧张、焦虑等不良情绪的影响,自我排解,恢复平和的心态,以利疾病的康复。

4. 情志相胜　以五行学说为理论依据,有意识地调动某种情志活动,调节、控制和矫正另一种不良情志,使其恢复正常的精神状态,达到预防、护理的目的。临床上,护理人员可充分运用五行生克关系,采用以情胜情的方法,干扰、转移有害情志,恢复平和宁静的心态,以利疾病的好转。如对过喜造成的精神散乱,施恐怖之言以吓之;对于过度思虑所致的疾病,以怒而激之等。但此种方法不易掌握,应该在充分了解病情,征得家属同意的情况下使用,避免导致患者和家属的误会。

5. 顺情宣泄　指顺从患者的意志、情绪,满足患者的身心需求,鼓励引导患者将郁闷的情绪诉说或发泄出来。对于过度压抑、精神忧郁的患者,在条件允许的情况下,尽量满足其合理的要求,对其想法表示同情和理解,可以淡化不良情绪的影响;或者引导患者以适当的方式宣泄压抑的情感,使不良情绪得以释放,则气机调畅,有助于患者的身心健康。

6. 心理暗示　指护理人员运用语言、情绪、行为等方法给患者以暗示,从而减轻或消除患者的精神负担,增强其战胜疾病的信心。护理人员还可用药剂、药量的改变暗示患者已经达到治疗目的,必要时还可予安慰剂治疗。对心存疑惑、性格内向、沉默寡言的患者,还要及时解答患者的各种疑问,消除其不必要的顾虑和误解,帮助患者从疑惑中解脱出来。

四、预防七情致病的方法

考点提示:预防七情致病的方法

1. 清净养神　即清静、心静,指心无邪思杂念、清心静欲。具体做法如下:

(1)为护理对象创造能够清净养神的幽雅环境,避免外界事物对患者的不良刺激,尤其是过强的噪声应绝对避免。严格遵守探视制度,防止患者受到不必要的干扰。

(2)疏导患者保持清静的心态,使患者少思、少虑,排除杂念,做到精神内守,心平气和。使之宁静、乐观、豁达,顺其自然,避免情绪波动。

(3)让患者把注意力从疾病转移到怡情的事情上去。如:音乐歌舞、琴棋书画等,不仅可以陶冶患者的情操,而且容易将患者带入一种优雅的境界,从而避免其遭受紧张、烦闷、焦虑等不良情绪的刺激,促使患者早日康复。

2. 因人而异 患者来自社会各个层面,个人的性格、年龄、爱好、生活习惯、经济情况和病证不同,就会产生不同的情绪。护理人员要在全面了解情况的基础上,有的放矢地做好情志护理。

(1)新入院患者:由于环境陌生和生活不习惯,心情多显紧张或有忧虑,担心自己的病会影响工作或学习,对治疗有恐惧感。护理人员应主动介绍有关情况,帮助其解决疑虑和困难。

(2)危重患者:病情急、痛苦大,多缺乏思想准备,易产生悲观和忧伤,尤需耐心安慰和开导。护理人员应对患者讲清情志对疾病的影响,使其消除各种思想顾虑,积极配合治疗。

(3)慢性病或生活失去自理的患者:精神压力大,常常会考虑生活、工作和预后等细节问题,产生不良的情绪。护理人员要主动热情地做好生活护理,实事求是地讲解疾病治疗的难易和过程,也可请治疗效果好的患者进行现身说法。对住院时间长而思念亲人的患者,尽可能请家人多来探视,以解思念之情。有条件者亦可开展多种形式的娱乐活动,以丰富生活内容,使患者怡情悦志。

(4)易发怒生气的患者:对此类患者,护理人员更应该注意说话的态度和语气,待其情绪安定后再慢慢进行劝导和安慰。与此同时,还应该不断地提高自身的修养,绝不能与患者产生矛盾,以免刺激患者的情绪而加重病情。只要合理、耐心、巧妙地运用中医情志护理方法,情志护理的效果就会越来越好。

📖 **知识链接**

情 志 相 胜

《范进中举》节选自清代杰出小说家吴敬梓的现实主义长篇讽刺小说《儒林外史·周学道校士拔真才 胡屠户行凶闹捷报》,描写多次落榜的范进又一次参加乡试中了举人之后所发生的事。范进在乡试后的归途中,多次听得落第的谎报,心情十分颓丧,几至绝望。回到家中却突然得知中了第七名举人,一时惊喜过度,竟成疯癫。后其岳父左右两掌痛击,范进因惊恐克制了过喜而清醒过来。一个典型的情志相胜的例子。

郁证
(拓展阅读)

第四节 饮 食 护 理

📖 **导入情景**

张某,女,17岁,学生。因害怕身体发胖,不吃早餐半年余。现上课出现注意力不能集中,时感头晕、神疲乏力、心慌,反应迟钝,记忆力下降,不思饮食,身体消瘦,直接影响了听课效果。

工作任务

1. 患者为什么会出现这种情况?

2. 如何正确调整患者的饮食?

饮食护理是指在日常生活和护理疾病的过程中,根据辨证施护的原则,对患者进行营养和膳食

方面的护理和指导。饮食与健康、疾病有着密切的关系,中医认为合理的饮食和良好的饮食习惯是维持机体正常功能的关键。而对于患病之人,历代医家在治疗疾病时,除了药物调治外,更重视饮食的调养作用。

一、食物的性能

中医认为"药食同源",食物与中药一样,也有四气五味、归经、升降浮沉等性能。食物和药物都可以防病治病、养生保健,但二者有不同程度的偏性。大致而言,食物最大的特点是可长期大量食用,其偏性一般较弱,有显著偏性的不多;药物一般是不可长期大量食用的,其偏性一般较强,有显著偏性的较多。

食物和药物的偏性,主要是性、味之偏,它是由所含的某些有效物质或营养成分及其作用决定的。性味之偏,可以反映其不同的功效。如白酒、姜、蒜、花椒、辣椒等热性食物,具有温中祛寒、益火助阳的功用,生活中适用于实寒证;再如苦瓜、绿豆、莴苣等寒性食物具有清热、泻火、解毒等功用,生活中适用于实热证;而萝卜、生姜、洋葱等辛味的食物,具有发散、行气等功用,生活中适用于外感表证、气滞血瘀、窍闭湿阻等。

历代医家都认为"药疗"不如"食疗",合理的运用食物以达到补益脏腑、泻实祛邪和调整阴阳的作用,如当归羊肉汤可用于产后血虚、大蒜治痢疾、山楂消食积、百合治阴虚咳嗽等。

微课堂:细说"当归生姜羊肉汤"(微课)

二、食物的分类

一般习惯将食物分成五类:一是谷类及薯类,包括米、面、杂粮、土豆、红薯、南瓜、芋头等;二是动物类,包括肉、禽、鱼、蛋、奶及奶制品等;三是豆类及其制品,包括大豆及其他豆类;四是蔬菜水果类,包括根茎、叶菜、茄果类;五是纯能量类,包括动植物油、淀粉、食用糖、酒类等。

三、饮食护理的基本原则

1. 饮食有节,适时定量　饮食要有节制,不可过饥过饱。过饥可使气血来源不足,过饱则易伤脾胃之气。进食要有规律,应养成良好的饮食习惯。三餐应定时定量。

> **考点提示**:饮食护理的基本原则

2. 调和四气,谨和五味　中医提倡饮食应多样化,合理搭配,不可偏食。《素问·藏气法时论》说:"五谷为养,五果为助,五畜为益,五菜为充,气味合而服之,以补精益气"。这就是说,人体的营养来源于粮、肉、菜、果等各类食品,所需的营养成分应多样化。只有做到饮食的多样化及合理搭配,才能摄取到人体必需的各种营养,从而维持气血阴阳的平衡。

> **📖 知识链接**
>
> 　　现代营养学研究证明,人体如缺乏某些营养成分,就会导致相应疾病。如食物中长期缺少蛋白质,就会导致机体免疫力下降,容易感染病毒;缺乏某种维生素,就会导致夜盲症、口角炎、癞皮病、坏血病等;缺乏钙质会导致佝偻病、骨质疏松;缺乏铁质会导致贫血;缺乏碘会导致甲状腺肿大等。

3. 食宜清淡,忌吃厚味　荤素搭配是饮食的重要原则,也是长寿健康的秘诀之一。饮食应以谷物、蔬菜、瓜果等素食为主,辅以适当的肉、蛋、鱼类,不可过食油腻厚味。

4. 卫生清洁,习惯良好　食物要新鲜、干净,禁食腐烂变质、污染的食物。饮食不洁可导致胃肠疾病,或加重原有的病情。食物应软硬恰当,冷热适宜;进食时应细嚼慢咽。

5. 辨证择食,相因制宜　饮食调护常因证不同而施以不同的调护方案,无固定成方。应当把人与自然有机地结合起来进行全面分析,做到因证、因时、因地和因人选择食物。

四、常用饮食调护方法

我国劳动人民在长期与疾病作斗争的过程中,创造了许多利用饮食治疗疾病和调护保养身体的方法,常用的有以下几种:

1. 汗法　即解表法,是一种通过发汗以疏散外邪、解除表证的方法。主要适用于外感初起,病邪侵犯肌表导致的一系列病证。症可见恶寒发热、头身疼痛等,常用食物有葱、姜等。

2. 下法　即泻下法,是用具有通便作用的食物通泻大便或祛除肠内积滞的方法。主要适用于病后、产后和老年体虚、气血不足、肠燥便秘者。常用食物有蜂蜜、桑椹、香蕉、植物果仁、菜泥等。

3. 温法　即温里法,是用温热食物振奋阳气、祛除里寒的一种方法。多用于寒证或素体阳虚之人。症见肢体倦怠、四肢不温、腹痛。常用食物有辣椒、花椒、姜、羊肉、狗肉等。

4. 清法　即清热法,是用寒凉性食物清除内热、泻火解毒的一种方法。多用于实热证或素体阳盛之人。症见发热、烦渴、口舌生疮、小便短赤等,常用食物有西瓜、梨、藕、黄瓜、苦瓜、绿豆等。

5. 消食法　也称消导法,是用具有消食健胃作用的食物开胃消食的一种方法。适用于脾胃升降失调、饮食不化之证。如嗳腐吞酸、脘痞腹胀、厌食呕恶等,常用食物如山楂、萝卜等。

6. 补法　即补益法,是用具有补益作用的食物以补气益血、滋阴助阳、强身健体的一种方法。适用于气虚、血虚、阴虚和阳虚等证。常用食物有羊肉、桂圆肉、甲鱼、鸡、鸭、海参、木耳等。

五、饮食宜忌

中医在饮食护理中十分重视饮食宜忌,认为饮食宜忌是养生防病的重要环节,特别是在疾病治疗过程中的食物选择,更是既要知其宜,也要知其所忌。应根据患者的病情、体质、季节、环境、饮食习惯等诸方面的因素合理选择饮食。只有把握住饮食宜和忌这两个方面,才能使饮食与治疗相配合,达到更好的治疗和康复目的。

1. 饮食宜忌的基本原则

(1)辨证择食:即食物的性味应适应于病情的需要。食物有寒热温凉补泻之分,病情也有虚实寒热之别。虚证应补益,实证宜疏利,寒证宜温热,热证宜寒凉。

> 🗒 考点提示:饮食宜忌的基本原则

(2)辨药择食:患者所服药物均具有各自的性味、功效,故患者饮食的性味,一般应与所服药物的性味一致,以便更好地发挥药效。忌食与所服药物性能相反的食物,以免降低药效。

(3)因人择食:人的体质有强弱不同,年龄有老少之分,故饮食宜忌也应有区别。如体胖之人多痰多湿,宜食清淡,忌肥甘厚腻之品,以免助湿生痰;体瘦之人多阴虚,宜多食滋阴生津、养血补血之物,忌辛辣动火之品,以免伤阴;老年人脾胃虚弱,食宜清淡,忌油腻,以免伤及脾胃;妇女妊娠期和哺乳期忌辛辣温燥食品,以免助阳生火,影响胎儿或乳儿;小儿气血未充、脏腑娇嫩,尤应注意饮食调理。

(4)因时择食:四时季节的变化会对人体的生理功能产生不同的影响,饮食宜忌也随之有所不

妇人产后的
饮食宜忌
(拓展阅读)

同。春季气候由寒转暖,阳气生发,食宜清淡;夏季阳气亢盛,天气炎热,食宜甘寒;秋季阳收阴长,燥气袭人,食宜滋润收敛,忌辛辣温热;冬季阳气潜藏,阴气盛极,最宜温补。

2. 不同证候的饮食宜忌

(1)热证:即机体阳热偏盛,伤阴耗液,护、治宜清热生津养阴,当食寒凉性平食物,忌辛辣、温热之品。

(2)寒证:即机体阴寒偏盛,阳气亏虚,护、治宜温里散寒助阳,当食温热性食物,忌寒凉生冷之品。

(3)虚证:护、治宜补虚益损,食补益类食物。阳虚者宜温补,忌用寒凉;阴虚者宜清补,忌用温热。气血虚者可随病证的不同,辨证择食。然虚证患者多脾胃虚弱,进补时不宜食用滋腻、硬固之品,食物以清淡而富于营养为宜。

(4)实证:饮食应根据病情之表里寒热和轻重缓急来辨证择食。

第五节 体 质 调 护

📖 **导入情景**

张某,女,22岁。从小怕冷,其手脚一年四季常常处于冰凉状态,冬季更明显。现畏惧吹空调,上腹、背部尤其明显。喜吃热食,食冷饮易腹痛、腹泻。每次月经时小腹冷痛明显。

工作任务

1. 该患者为何体质?为什么?

2. 患者在调护体质时应注意哪些问题?

一、体质的概述

体质是指以先天禀赋为基础,在后天的生长发育、衰老过程中所形成的在形态、结构、功能、代谢以及对外界刺激的反应性等方面的个体差异性。影响体质形成的因素多与先天因素、年龄、性别、地理气候、膳食结构和营养状况等有关。

📘 **知识链接**

体质的地域性

痰湿体质以青海、西藏发生率最高;新疆伊宁地区人以气虚、阴虚者居多;东南方人"身热虚亢质"较西北高出2.25倍;"形寒迟冷质"则西北较东南高出5倍;"形胖湿腻质"以东南沿海之地较多。

二、体质的分类及特征

可根据临床上的症状、舌象、脉象,将人的体质分为以下九种:平和体质、阳虚体质、湿热体质、气郁体质、气虚体质、阴虚

🏷 考点提示:体质的分类

体质、痰湿体质、血瘀体质、特禀体质。

1. 平和体质 表现为目光炯炯有神,声音底气足;脉象有力,节奏整齐;体重波动小,得病少;得病后,对治疗的反应敏感,自我康复力强。

2. 阳虚体质 表现为形体白胖,面色淡白,怕冷喜暖,手足欠温,大便稀溏,口不渴,舌淡胖,脉沉无力。

3. 湿热体质 表现为口臭,汗臭,汗液发黄,面色发黄发暗、油腻,小便黄,经常大便干结或黏腻,牙齿较黄,牙龈、口唇较红。女性则表现为带下色黄、阴痒。

4. 气郁体质 表现为形体消瘦或偏胖,面色苍暗或萎黄,有时性情急躁易怒,有时忧郁寡欢,胸闷不舒,时欲太息,舌淡红苔白,脉弦。

5. 气虚体质 表现为形体消瘦或偏胖,面色苍白,气短乏力,容易倦怠,语声低怯,自汗健忘,舌淡苔白,脉虚弱。

6. 阴虚体质 表现为形体消瘦,易渴、易热、易烦,手足心热,少眠,便干,不耐春夏,多喜冷饮,舌红少苔,脉细数。

7. 痰湿体质 表现为形体肥胖,肌肉松弛,嗜食肥甘,体倦身重,嗜睡懒动,口中黏腻,舌胖苔滑。

8. 血瘀体质 表现为面色晦滞,口唇色暗,眼眶暗黑,肌肤干燥,舌紫暗或有瘀点,脉细涩。

9. 特禀体质 表现为鼻塞、流鼻涕、喷嚏不断;浑身瘙痒,皮肤易出现紫红色瘀点、瘀斑,皮肤常常一抓就红、无故痛痒等。

三、体质的调护

临床上,医护人员可根据患者的体质,指导具体的调护和养生。

1. 平和体质

(1)调养要点:不伤不扰,顺其自然。

(2)调养方法:饮食要有节制,避免过冷过热或不干净的食物,合理搭配膳食结构,少食过于油腻及辛辣之物。坚持规律作息,不要过度劳累,不宜食后即睡,保持充足的睡眠,并根据年龄及身体状况等适度运动。

2. 阳虚体质

(1)调养要点:温阳散寒,补益脾肾。

(2)调养方法:精神调养注意调节情志,消除悲恐等不良情绪的影响。环境调摄应避寒就温。加强体育锻炼,动则生阳。常见温阳食物:羊肉、狗肉、鹿肉、鸡肉、蚕蛹、桂圆、生姜、花椒、韭菜、薤白、核桃、板栗等。

3. 湿热体质

(1)调养要点:疏肝利胆,清热燥湿。

(2)调养方法:饮食要少甜少酒,少辣少油。起居要避免湿热,舒利关节。常见清利湿热的食物:莲藕、白菜、竹笋、茭白、马齿苋、淡豆豉、冬瓜、黄瓜、苦瓜、荸荠等。

4. 气郁体质

(1)调养要点:疏肝理气。

(2)调养方法:多参加集体活动、文娱活动、体育锻炼及旅游活动,以培养开朗豁达的性格。常见理气食物:荞麦、茴香菜、白萝卜、大麦芽、萝卜籽、玫瑰花、月季花等。

5. 气虚体质

（1）调养要点：补气养气。

（2）调养方法：药膳调摄，多食补气之品。常见补气食物：粳米、糯米、小米、大麦、荞麦、山药、大枣、胡萝卜、香菇、鸡肉、鹌鹑、兔肉、牛肉、狗肉、鲢鱼等。

6. 阴虚体质

（1）调养要点：补阴清热，滋养肝肾。

（2）调养方法：注意秋冬养阴，夏季避暑。多服食滋阴清热、滋养肝肾之品。常见滋阴食物：黑芝麻、黑豆、黑米、糯米、蜂蜜、桑椹、甘蔗、百合等。

7. 痰湿体质

（1）调养要点：健脾祛湿。

（2）调养方法：饮食清淡，每餐七八成饱，吃饭速度不可过快，禁食夜宵。少用空调，衣服宽松，促进出汗。常见化痰除湿食物：白萝卜、荸荠、紫菜、海蜇、洋葱、枇杷、杏仁、白果、白扁豆、薏苡仁、红小豆等。

8. 血瘀体质

（1）调养要点：活血化瘀。

（2）调养方法：饮食以活血化瘀为主，忌食寒凉。可以少量地饮用红葡萄酒、糯米甜酒，尤其是女性。常见活血食物：山楂、桃仁、黑大豆、酒、醋、黑木耳等。

9. 特禀体质

（1）调养要点：益气固表，养血祛风。

（2）调养方法：饮食少吃过于寒凉、高蛋白和高热量的食物。日常生活中要做合适的运动来增强体质，提高自身免疫力。特禀体质应根据个体的实际情况制定不同的保健食谱。其中，过敏体质者要做好日常预防和保养工作，避免食用各种致敏食物，减少发作机会。一般而言，饮食宜清淡，忌生冷、辛辣、肥甘油腻及各种"发物"，如酒、鱼、虾、蟹、辣椒、肥肉、浓茶、咖啡等，以免引动伏痰宿疾。

思考与练习

1. 生活起居护理应遵循的原则有哪些？

2. 情志护理的原则是什么？

3. 情志护理的方法有哪些？

4. 简述饮食护理的基本原则。

5. 论述阳虚体质的调养要点。

（孙洪波　徐　凌）

扫一扫，
看总结

扫一扫，
测一测

实训指导

实训1　艾　灸　法

【实训目的】

1. 掌握艾条灸的操作方法。

2. 熟悉艾条灸法的操作程序及注意事项。

【实训准备】

1. 物品：治疗盘、弯盘、艾条、小口瓶、打火机。

2. 环境：室内光线、温湿度适宜，必要时备浴巾、屏风。

【实训学时】　1学时。

【实训方法与结果】

(一) 实训方法

1. 复习理论知识,观看操作录像

2. 教师详细讲解动作要领及注意事项。

(1)温和灸：将艾条燃着的一端与施灸处的皮肤保持2~3cm距离,使患者局部温热而无灼痛。每穴灸10分钟左右,以皮肤出现红晕为度。

(2)回旋灸：将点燃的艾条一端接近施灸部位,距皮肤2cm左右,平行往复回旋施灸。一般灸20~30分钟。

(3)雀啄灸：将艾条点燃的一端对准穴位,似鸟雀啄食状,一上一下地进行艾灸。一般可灸15分钟左右。

3. 学生实训,按操作要求分组练习。

4. 教师进行抽查,检查学生的实训情况:让学生随机抽取一种艾条灸法,说出操作要领,适用范围,并演练3分钟。

(二) 实训结果

能够正确运用温和灸、回旋灸、雀啄灸,动作灵活、熟练。

（屈玉明　张　琪）

实训2　拔　罐　法

【实训目的】

1. 掌握拔罐的操作方法。

2. 熟悉拔罐的操作程序及注意事项。

【实训准备】

1. 物品：罐具（玻璃罐、抽气罐）、持物钳、95% 酒精、棉球、打火机、酒精灯、灭火缸。

2. 环境：室内光线、温湿度适宜，必要时备浴巾、屏风。

【实训学时】 1 学时。

【实训方法与结果】

(一) 实训方法

1. 复习理论知识，观看操作录像。

2. 教师详细讲解动作要领及注意事项。

(1) 吸拔方式

1) 闪火法：用持物钳夹住湿度合适的 95% 酒精棉球，用酒精灯或打火机点燃后，伸入罐内绕 1~2 圈，快速撤出，随即将火罐迅速扣在应拔的部位上。

2) 抽气法：将抽气罐紧扣在施术部位上，用活塞将罐内的空气抽出，使之产生负压，从而吸附于皮肤上。

(2) 运罐方法

1) 留罐法：又称坐罐法，指拔罐后留置 10~15 分钟的方法。另外，留罐的具体时间还与吸附力量的大小有关。在拔罐期间须认真观察，若因吸附力量大，或患者体质因素，而致吸附部位迅速变成紫色，甚至有小水疱生成，应提前起罐。

2) 闪罐法：用闪火法将罐拔住后立即取下再拔，如此反复吸拔多次，至皮肤潮红为度。注意罐口温度，及时更换罐口发热的罐。

3) 走罐法：又称推罐法，先在罐口和皮肤上涂少许润滑剂，将罐吸拔好后，以手握住罐底，前方握罐之手略提起，慢慢在皮肤表面上下，或左右，或循经来回推拉数次，至皮肤潮红为度。

4) 刺血拔罐法：先用三棱针或其他工具，刺破表皮，然后在该部位拔上罐具。

(3) 起罐：抽气罐可直接将顶部的进气阀拉起，待空气进入后罐即脱落。其他罐具则需一手握罐，另一手将罐口边缘的皮肤轻轻按下，待空气进入后罐即脱落。

3. 学生实训练习：按操作要求分组练习。

4. 教师进行抽查，检查学生的实训情况：让学生随机抽取一种拔罐法，说出操作要领，适用范围，并演练。

(二) 实训结果

能够正确运用闪火法、抽气法拔罐，灵活操作留罐法、闪罐法、走罐法、刺血拔罐法，动作熟练。

（屈玉明　张　琪）

实训 3　刮　痧　法

【实训目的】

1. 掌握刮痧的操作方法。

2. 熟悉刮痧的操作程序及注意事项。

3. 了解常用刮痧部位。

【实训准备】

1. 物品:刮痧板、润滑剂、75%酒精棉球。

2. 环境:室内光线、温湿度适宜,必要时备浴巾、屏风。

【实训学时】 1学时。

【实训方法与结果】

(一)实训方法

1. 复习理论知识,观看操作录像。

2. 教师详细讲解动作要领及注意事项。

刮痧基本方法:用刮痧工具(刮痧板)蘸取少量润滑剂后在选定的刮痧部位从上至下、由内向外刮拭,痕长 6~15cm 或更长。如润滑剂干涩,再蘸取润滑剂,刮至皮下呈现红色或痧点为度。一般每一部位刮 20 次左右。顺序是先背腰部,后胸腹部;先躯干,后四肢;先阳经,后阴经。背部、躯干、四肢从上向下刮,如肢体水肿、静脉曲张、内脏下垂则从下向上刮;面部、肩部、胸部从内向外刮。根据所选刮痧部位灵活选择面刮法、厉刮法、角刮法、点刮法。

3. 学生实训练习:按操作要求分组练习。

4. 教师进行抽查,检查学生的实训情况:让学生随机抽取一个部位实施刮痧法,说出操作要领,适用范围,并演练。

(二)实训结果

能够灵活操作面刮法、厉刮法、角刮法和点刮法,动作熟练。

(张　琪　徐智广)

实训 4　推拿基本手法

【实训目的】

1. 掌握滚法、一指禅推法、揉法、摩法、拿法的基本操作要领及注意事项。

2. 熟悉滚法、一指禅推法、揉法、摩法、拿法等手法的适应证。

【实训准备】

1. 物品:沙袋、方凳、治疗床、推拿巾。

2. 环境:室内光线、温湿度适宜,必要时备浴巾、屏风。

【实训学时】 2学时。

【实训方法与结果】

(一)实训方法

1. 复习理论知识,观看操作录像。

2. 教师边讲解边演示操作手法。

(1)滚法:拇指自然伸直,其余四指自然屈曲,以小指掌指关节背侧吸附于体表施术部位上,动作是滚动而不是拖动、辗动或跳动。滚动时的压力、频率、摆动幅度要均匀,动作要协调而且有节律。滚法的频率为每分钟 100~120 次。

(2)一指禅推法:手握空拳,拇指端自然着力于施术部位,随着腕部的摆动,拇指端缓慢地移动,即紧推慢移之意。操作时放松上肢肌肉,不用蛮力。腕关节自然悬垂,肘关节微屈略低于腕,腕部摆动时,尺侧要低于桡侧,使腕部做往返均匀摆动时产生的力持续地作用于施术部位。压力需均匀,动作要灵活。手法频率每分钟 120~160 次。

(3)揉法:手腕放松,指或手掌着力于施术部位,前臂摆动,带动指或手掌做回旋运动,幅度可逐渐扩大,压力要轻柔,揉法频率每分钟 100~160 次。

(4)摩法:肘关节微屈,腕关节放松,指掌自然伸直。指掌着力部分要随着腕关节同前臂连续做环转运动,用力要自然,摩动时要缓和协调,摩法频率每分钟 120 次左右。

(5)拿法:以拇指与示、中二指或其他四指,对称用力,将施术部位夹持提起。动作要和缓而有连贯性,用力要由轻而重,不可突然用力。

3. 学生实训练习。

(1)按操作要求分组练习。

(2)可以在沙袋或人体进行操作练习。

4. 教师进行抽查,检查学生的实训情况:随机抽取一种推拿手法,让学生演练 3 分钟。

(二)实训结果

能够正确运用每一种常用推拿基本手法,动作灵活、流畅。

(张　琪　徐智广)

实训 5　常用腧穴定位练习

【实训目的】

1. 掌握临床常用的腧穴定位方法。

2. 掌握常用腧穴的定位。

【实训准备】

1. 物品　穴位挂图、人体经络模型、人体解剖模型、记号笔。

2. 环境　室内光线、温湿度适宜,必要时备屏风。

【实训学时】 2 学时。

【实训方法与结果】

(一)实训方法

1. 观看示范　每组 20 人,分别由带教老师示教腧穴的取法及定位。教师选定一个点穴模特,在模特身上进行腧穴的实体定位,一边讲解一边演示。

2. 互相练习　学生观看老师示范点穴后,两人一组,在彼此身上,灵活选用解剖标志定位法、手指同身寸定位法以及简便取穴法寻找相关腧穴,并用记号笔标识腧穴位置,教师随时进行疑难解答。

3. 教师进行抽查,检查学生的实训情况:让学生随机抽取几个穴位,背诵腧穴的定位,说出取穴方法并正确点中穴位。

(二)实训结果

能够熟练运用解剖标志定位法、骨度分寸定位法、手指同身寸定位法以及简便取穴法为常用腧穴定位。

(张　琪　徐智广)

参考文献

[1] 石学敏 . 针灸推拿学 [M] . 北京 : 中国中医药出版社 , 1994.

[2] 屈玉明 . 针灸学 [M] . 北京 : 人民卫生出版社 , 2004.

[3] 徐袁明 . 中医护理学 [M] . 北京 : 人民卫生出版社 , 2015.

[4] 陆继娣 , 沈鹰 [M] . 熏蒸疗法的历史沿革 . 中医杂志 , 2006 , 47 (7) : 556-557.

[5] 程仕萍 , 周平生 , 李金娥 . 中药熏蒸治疗皮肤病的临床疗效观察 [J] . 中国当代医药 , 2009 , 16 (5) : 139.

[6] 陈文松 . 中医护理 [M] . 北京 : 人民卫生出版社 , 2014.

[7] 孙秋华 , 孟繁洁 . 中医护理学 [M] . 北京 : 人民卫生出版社 , 2012.

[8] 徐桂华 , 刘虹 . 中医护理学基础 [M] . 北京 : 中国中医药出版社 , 2012.

[9] 李正安 . 中医护理学 [M] . 2 版 . 上海 : 上海科学技术出版社 , 2013.

[10] 孙秋华 . 中医护理学 [M] . 3 版 . 北京 : 人民卫生出版社 , 2013.

[11] 陈建章 , 顾红卫 . 中医护理 [M] . 北京 : 人民卫生出版社 , 2013.

[12] 贾春华 . 中医护理学 [M] . 2 版 . 北京 : 人民卫生出版社 , 2013.

[13] 潘年松 . 中医学 [M] . 4 版 . 北京 : 人民卫生出版社 , 2013.

[14] 耿杰 , 薛文隽 . 中医护理 [M] . 北京 : 高等教育出版社 , 2014.

[15] 温茂兴 . 中医护理学 [M] . 3 版 . 北京 : 人民卫生出版社 , 2014.

[16] 陈岩 , 牛兴旺 . 中医护理学 [M] . 2 版 . 南京 : 江苏凤凰科学技术出版社 , 2014.

[17] 谢明夫 , 郑友凡 . 中医护理学 [M] . 北京 : 北京大学出版社 , 2014.

[18] 马维平 . 中医诊断学 [M] . 3 版 . 北京 : 人民卫生出版社 , 2014.

[19] 陈佩仪 . 中医护理学基础 [M] . 北京 : 人民卫生出版社 , 2014.